新コロナシリーズ ㊿

心を癒す園芸療法

内閣府認証　ＮＰＯ法人日本園芸療法士協会　編

コロナ社

編　者

内閣府認証　NPO法人日本園芸療法士協会（JSTA）
〒〇六一－二三七六　札幌市南区白川一八一四番地二一五
電話：〇一一－五九六－二九五〇　FAX：〇一一－五九六－二九九七
メールアドレス：info@engeiryohoshi.or.jp

著者一覧

谷口　博（北海道大学名誉教授、中国 浙江大学名誉教授（工学博士））
瀬山和子（日本園芸療法士協会理事長、㈲花和アートホビー社長）
木下眞二（北海道大学名誉教授、元北海道浅井学園大学教授（医学博士））

まえがき

地球上の生物すなわち、われわれを含むすべてが、植物と関連なしでは生存できないので、人類が長い間に進化して文明が発達した現代でも、植物と共存する環境の中にいるといえよう。これが、心を癒す園芸療法の必要性を育むことになったゆえんであり、その効果を期待したいのである。当然のことであるが、昨今は植物との触れ合いを図るうえで不自然な場が多くなり、野原での遊びや食生活での自給ができない社会になりつつある。また、われわれの体は植物に接して調和がとれるよう構成されているにもかかわらず、植物との触れ合いが生活の中から消えつつある現状を知るならば、園芸療法のような植物との触れ合いの重要性を再認識したいのである。

この園芸療法は、一八一二年に米国で初めて行われ、その後一九八七年に米国園芸療法協会の設立によって広く認知されるようになったが、わが国には二〇世紀末に紹介されている。最近、内閣府認証ＮＰＯ法人日本園芸療法士協会が設立され、北海道地区・関東地区・東海地区・南九州地区の設置も決まり、園芸療法への取組みとその普及が始まっている。したがって、身体や心に障害をもつ人々のために、植物を通して心を癒し健康の回復を助ける手段として、園芸療法への期待は大きいものがある。この分野が多くの人々に理解され、重要性が増すことを期待して、園芸療法の概要をまとめ記載しているので、園芸療法に興味をもっていただければ幸いである。

本書は、園芸療法に興味あるいは関心をもっている方々への解説書として執筆したもので、園芸療法の歴史から現在の状況（海外を含む）まで、できるだけ幅広く記述するよう努めている。また、園芸療法を実施するための環境づくりおよび園芸の基礎についても記載して、理解するための参考に供することとした。ここでは、全般を通じての概要を知っていただけるよう、基礎事項に重点をおくとともに、必要に応じて表あるいは写真を添付し、園芸療法への取組みに役立つよう配慮している。

この度の執筆に際して、特に留意した点はつぎのとおりである。

1）園芸療法の沿革を知ることにより、また海外における園芸療法の実状を知ることにより、その重要性を理解していただく。

2）園芸療法の実施に必要な環境づくり、特に積雪寒冷地に必須の温室に関して記載するとともに、参考となる実例を紹介している。

3）園芸の基礎事項について述べ、園芸療法との関連を知っていただくとともに、園芸療法への取組みを理解するための一助としたい。

4）園芸療法を行うためには資格取得が必要なこと、園芸療法を実施する場合の必要事項の一部を紹介して、参考に供することとした。

本書の執筆に際しては、内外数多くの著書および文献を参照し、あるいは引用させていただいた。なお、この度の出版に当たっては、関係の方々から一方ならぬご協力とお世話をいただき、著者および日本園芸療法士協会より厚くお礼申しあげる次第です。

二〇〇四年六月

谷口　博
瀬山　和子
木下　眞二

もくじ

1 園芸療法とは

2 園芸療法の歩み

3 園芸療法の環境づくり

5 園芸の基礎

6　園芸療法の対象

1　園芸療法とは

園芸療法の起源

現在、自閉症や登校拒否児童など心身に障害をもつ人々はわが国で八〇〇万人ともいわれ、複雑な社会構造の進展に伴い、ますます増加する傾向にある。従来、これらの人々に対する有効な治療法は確立されていなかったが、最近では園芸療法の有効性について論議されており、欧米を中心に普及が進められている。

園芸療法の起源は、一八一二年に米国のベンジャミン・ラッシュ医師により初めて行われた、精神病患者のための園芸活動であるといわれている。その後、一九八七年に至って園芸療法協会が同国内に設立され、専門家としての園芸療法士が認知されている。近年になって、わが国でも園芸療法が取り入れられるようになったが、一九九六年に九州大学の松尾英輔教授による提唱によって、園芸の医学療法への活用の途が開かれている。二〇〇〇年にわが国でも人間・植物関係学会の設立があり、園芸療法が認められるようになった（写真1）。

園芸療法は、すべての人々の身体や心の健康を回復させるため、園芸療法士の支援により行う処置である。すなわち、園芸と人間を結びつけ、植物に触れ合い育てる行為によって、障害をもつ人々を癒す治療法なのである。人間はさまざまな障害をもつ場合があり、精神面のみならず機能障害面にも対応できることが望まれるので、身体の機能訓練への効果も期待されている。

また、自然環境を考えると、人間も植物も同じ生命体であるから、園芸療法をとおして博愛の理念を育て、植物に接する心を抱くことが望まれる。この経過を大切にして、心や身体機能の回復を期待し、園芸療法を実施したいと考えている。すなわち、現実の人間生活を豊かにするためにも、園芸療法の有用性が認められて、身近な保健医学分野に取り入れられることを期待するとともに、生活指導の一環としての役割も果たしたいのである。従来から

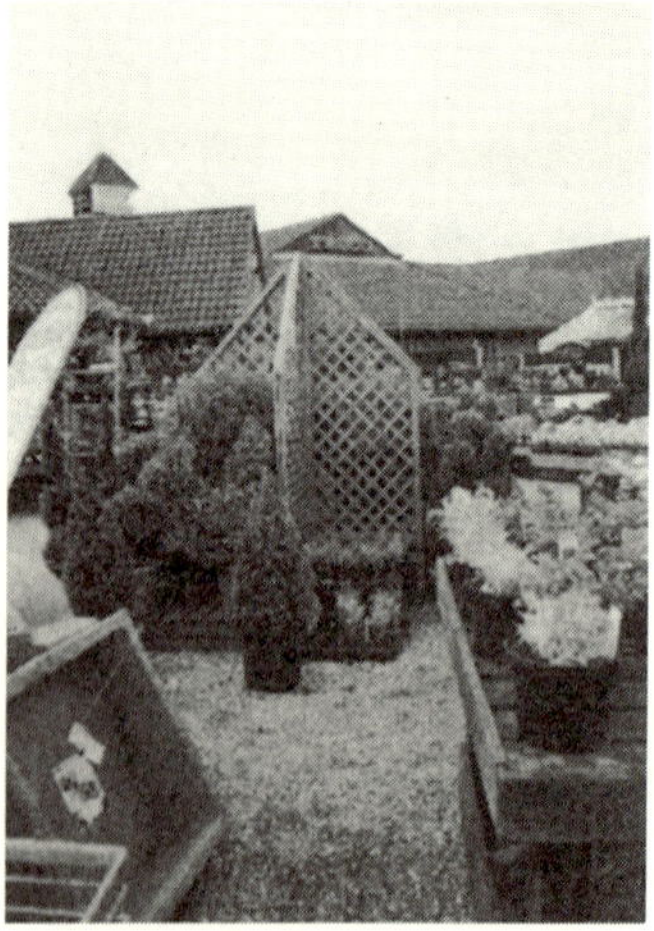

写真1　イギリスにおけるガーデン機材展示場の例

知られているように、自然発生的に植物の効用を応用した行為が行われている。すなわち
①入院時に、見舞いとして季節の花を贈られ、心が安らぐ視覚的な効果
②ハードな仕事を終えたとき、ふと目に入った一輪の花に勇気づけられる視覚的な効果
③庭に種をまき双葉が出る頃、花が咲く頃の視覚・触覚による感動の効果
④花の咲く前のトマトの苗を入手して、トマトの香りを連想し食べたくなるなどの嗅覚的な効果
⑤小枝にとまる小鳥のさえずりから、麗しい思いにかられる聴覚的な効果
⑥サクランボなどの実を木からもいで口に入れ、おいしく感じるなどの触覚・味覚的な効果

このように、五感をとおしての体験により心が癒されていることに気づくならば、われわれは無意識のうちに自然との触れ合いを求めているといえよう。すなわち、心身の健康保持に役立つとすれば、予防医学の面からも園芸療法の重要性を認識できるのである。

園芸療法の必要性

人々が地球上で生命を維持し、過ごしてきた歴史を考えるならば、植物においても同じであり、それぞれ地球上の生物として生存し今日に至っている。われわれにとって植物は生命を繋ぐ栄養素のひとつであり、自然環境を維持する役割も担っているので、重要な意味をもつ存在であることに

気づかされる。また、現代の人間社会が複雑化し心のバランスが崩れるようになり、身体にも影響を与えていることが知られている。すなわち、このバランスを支える自然環境の大切さを理解するならば、植物は身体を維持するための栄養素だけではない役割を果たしていることに気づいて欲しい。同じ地球の仲間として植物と共存しながら、豊かな質の高い生活を楽しむことが望まれる。したがって、自然環境と接しながら行われる園芸療法が注目されており、心身のリハビリを目的とする療法として、その必要性が論議されているのである。

二十一世紀を迎え、ますます社会情勢が複雑化しており、人間らしさを求めるための努力が必要になっている。また、生命を脅かす身体の病は効果のある治療で回復できることがわかっているが、心を蝕む葛藤については治療が難しい面もあるといわれている。心の葛藤が精神病として現れた場合、あるいはさまざまな行動として現れる場合がある。すなわち、登校拒否・家庭内暴力・引きこもりなど心の葛藤に起因していると考えられる行動があり、それを取り除く方法を模索すると、有効な手段としての植物による癒し効果に気づくであろう。われわれの住む地球上には、多様な自然環境が育まれており無数の生命体が存在しているが、言葉を発しない植物もわれわれと同じ生命体なのである。この植物は、われわれが触れたり、香りを楽しんだり、美しさを鑑賞したり、季節の変化による花卉・枝葉の様子に気づくなど、無意識のうちに人間生活を豊かにしている。したがって、植物はわれわれにとってきわめて大切な存在であり、栄養素であるとともに心を癒す源でもあるといえよう。

これまでは生活を便利にするための努力が払われ、ハードを中心にすえた生活に慣れてきたが、これからは目に見えないものの価値が重要視されるようになり、心身の健康面を大切にする時代となろう。過去の人類は、裸足で野山を駆け巡り、木の実などを採取して栄養素とし、素手で土をこねて器をつくるなど、自然環境に溶け込んだ生活をしていた。したがって、文明の進んだ現代でも、このことが人間の記憶として残っているかもしれない。文明が進むに従い、自然環境から遠ざかって暮らすようになっても、失われた大切な部分を取り戻すため、自然環境に触れ合う機会をもち、人間としての生命体を健全に保つ努力が必要なのである。われわれが植物と触れ合い、心を通わせることができれば、地球上の生命体として、たがいに共感・共鳴することができよう。あらゆる人々が、人間としての健全な心身を保持するため、癒しによって病から回復することを目指し、植物との関連の深い園芸療法への理解と実践を薦めることとしたい。

園芸療法を実施する場合には、施設の整備が必要であり、園芸療法ガーデンの構築が最初の仕事である。しかし、このガーデンは健常者・障害者・幼年者・高齢者の区別なく、受け入れて対応することを考えておくとともに、積雪寒冷地を想定した措置も講じて欲しいのである。もし、このような園芸療法ガーデンが設置されるようになれば、老若男女すべての人々が集い憩う場となり、現在の子供を中心とした公園のイメージから脱却して、高齢者時代を先取りした施設への転換が実現できるかもしれない。高層住宅の集合する都市部の一角に、園芸療法の施設を兼ねた公園の計画が進めば、都市環境の新しい形態として発展することも期待され、人々に評価されるものと思う。

すなわち、形式を重視した都市構成の企画に終始することなく、積雪寒冷地あるいは温暖地にふさわしい新しい園芸療法ガーデンを備えた生活環境を模索し、心身の健康を維持する場の提供へと努力して欲しい（写真2）。

園芸療法の効果

園芸療法の効果としては、くつろぎ・ストレス解消などとともに、社会参加への入り口として、あるいは心に与える豊かさなど種々の効用が考えられている。これらの癒しの効果は、同時に身体を働かせる行為に与える効用もあって、肉体的にも益をもたらすことになる。すなわち、筋力

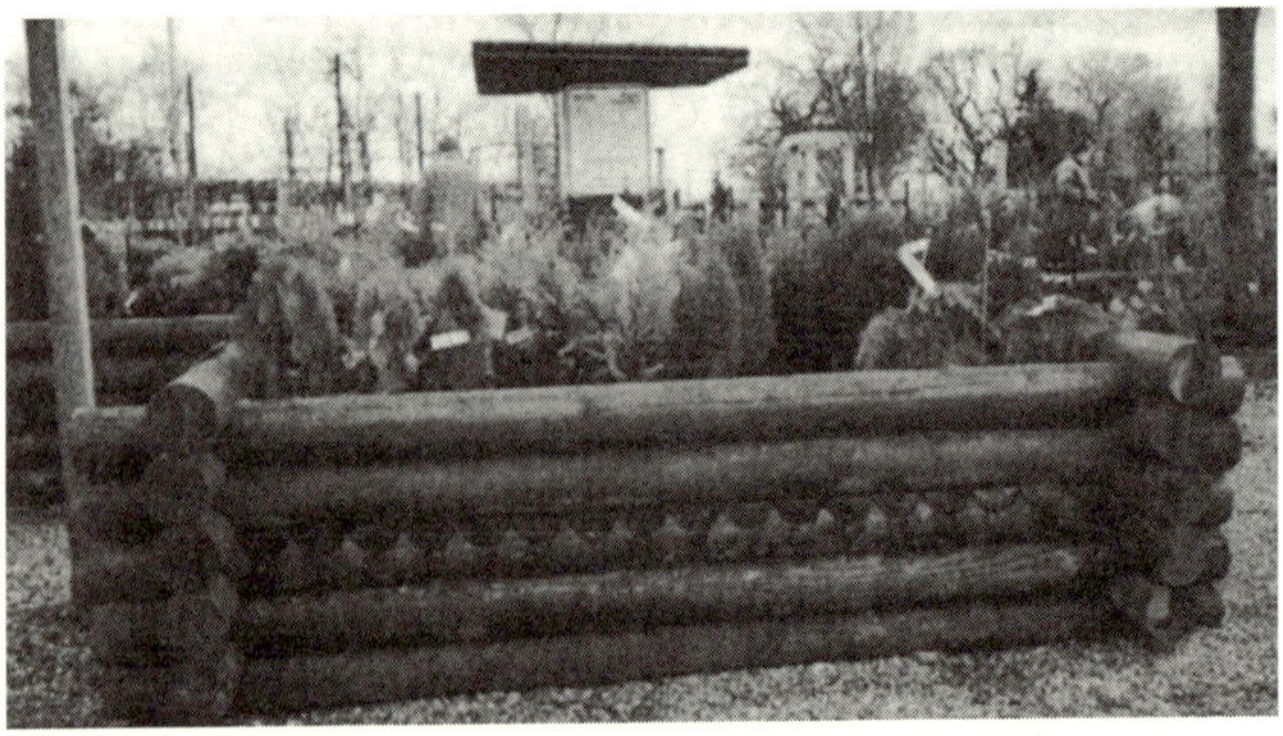

写真 2　園芸療法用丸太レイズベッドの例

の向上と柔軟性の付与・心肺の機能向上によって、運動能力の改善に役立つのである。

一方、われわれの生活環境を考慮すると、心身に影響を与える物質的効果と心理的効果の二面を検討する必要がある。すなわち

1）物質的効果

①温度・湿度条件の緩和　②騒音の減少　③遮光と採光　④耐震および防火　⑤土壌の保全　⑥防風と換気　⑦空気および水質の保持

2）心理的効果

①落ち着き　②やすらぎ　③心からの喜び　④意外な驚き　⑤生気の横溢《おういつ》　⑥活力の付与　⑦意欲の向上　⑧継続の意思　⑨想像の能力　⑩記憶の良否

これらの点を考慮し、種々の効果を対象にした園芸療法を行う必要があろう。

予防保健の面でも園芸療法の効果は認められており、古代エジプトですでに知られていたのである。近年になって、世界各国で心身の治療や健康法のひとつとして活用され、特に第二次世界大戦後の米国では心身に傷を負った退役軍人の更正・精神の回復のため、園芸療法が取り入れられている。この場合の治療効果については、精神医学・整形外科医学・内科医学により広く認められており、わが国でも各種医療機関・福祉施設で採用されるようになった。ここで、園芸療法の効果を調べてみることとしたい。

①採食的効果：植物を食べることによって、身体を維持し働きを整える効果

②心理的効果：植物に触れ合い育てる行為から、観察力・判断力・思考力・決断力が生まれ、計画性・創造性が豊かになって、生活の場が安定する効果

③身体機能的効果：園芸活動に参加することにより、身体を動かして汗をかき、適度な爽快感・疲労感を得ることができる。このことによる、心の健康回復のみならず身体の機能訓練に役立つ効果（表1）

園芸活動における苗の配置計画・仲間との情報交換など、知識・知恵を働かせる場もあって、精神面に障害をもつ痴呆・廃用性症候群（脳および筋肉を使わないため衰える症状）にも効果が認められている。

また、骨折の症状に対しては、園芸療法によって回復までの期間が一か月短縮された例も報告されている。

④精神的効果：より人間らしく生きるための精神活動を支える効果（写真3）

植物を慈しみ育て、観察しながら生まれる感動が大切であり、そのこ

表1　園芸活動による身体機能的効果

園芸活動の種類	効　用	代替運動
除草	300 kcal の消費	徒歩・自転車
芝刈り	500 kcal の消費	テニス
土おこし（鍬を使用）	背筋力 50 %の増加	バドミントン
ガーデン内での水やり	100 kcal の消費	徒歩・体操

とによって意欲が湧き、注意力も養われてくる。すなわち、植物が育成すると満足感・達成感が得られるので、責任感の向上も期待される。また、仲間との交流を深めることで、自己の存在を自覚し、他人を認識できるようになるので、人間としての生きがいを得ることにも繋がるのである。

園芸療法の効果について述べてみたが、健常者への効用は当然のこととして、痴呆の進行を阻止し、青少年の情操を育成し、非行などの反社会的な行動も抑制できることを知って欲しい。

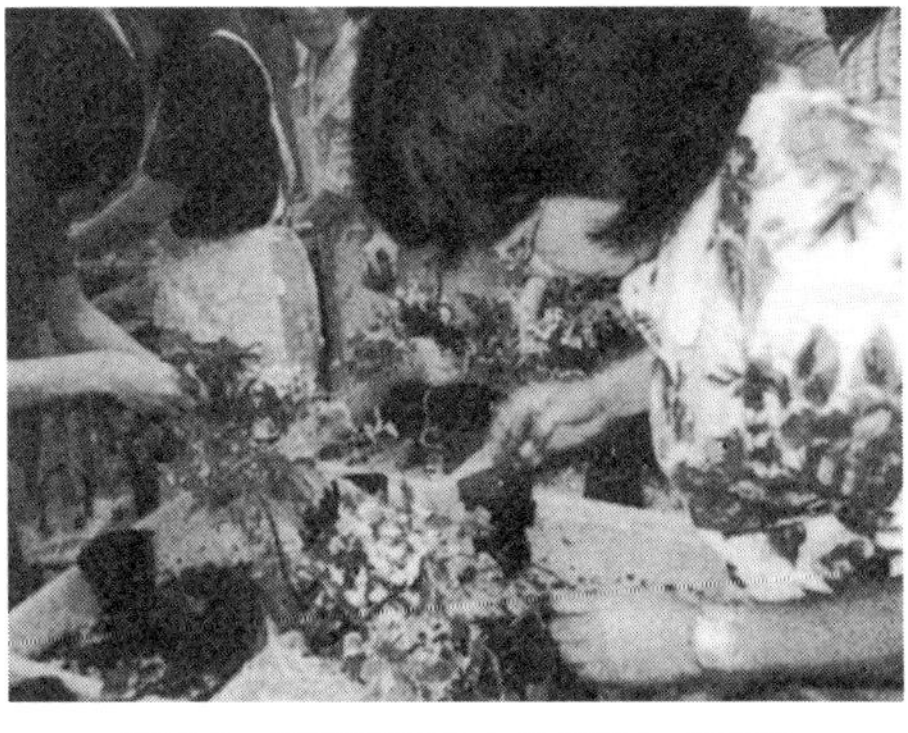

写真3 園芸療法による仲間との交流

このように、医療分野のみならず福祉・教育の分野においても有益であることがわかり、人々の生活向上にも園芸療法が効果あることを理解していただきたい。したがって、障害者のみならず健常者・高齢者・児童にも対象範囲を拡げ、園芸療法の実施に努力願えればと思う。

2　園芸療法の歩み

陸上植物の進化

地球の誕生は、およそ四五億年前といわれており、その後の化学変化の時代を経て、三五億年前には最初の生物が海中に出現したとされている。以後、海中での生物進化の結果、複雑な数多くの生物に分かれ、七億年前には陸上植物の祖先となる緑藻が現れている。これが海中から陸上へと移行して、陸上植物となり今日の陸上植物にまで進化したが、その間に繰り返し行われた世代交代を経て、地球環境を形成する陸上植物の歴史が始まったのである。すなわち、陸上植物の始まりは、およそ五億年前とされており、オルドビス紀からシルル紀の間に現れたコケ植物なのである。つぎに出現したのは、リニア・ゾステロフィルム・トリメトロフィトンなどの植物群で、茎が二股あるいは不規則に枝分かれした，茎の先端に楕円形の胞子嚢をもつ，根も葉もない単純な構造の二〇センチにも満たない植物であった。この陸上植物が維管束をもつようになり，一挙に大型化する進化を遂げ，地球上を覆うこととなる。

維管束とは，植物の導通組織系のことであり，外部から見えるものとしては葉の中にある網目あるいは並行に走る筋状の組織，すなわち葉脈の内部にある管と周囲の組織を指している。この維管束は木部と篩部《しぶ》からなり，植物体を支えるための木部繊維や，水を輸送する仮導管および導管・光合成の産物などを輸送する篩部細胞により構成される篩部繊維も加わって，大型化への進化を遂げたのである。その結果として出現した高さ数メートルの陸上植物では，維管束によって根・茎・葉の隅々まで水や光合成の産物などを流通させ，大型化に対応できたといえよう。

これらの陸上植物群は，石炭紀に地球上でおおいに繁栄したが，大量に地下埋没して蓄積された後，石炭・石油などの化石燃料となった。われわれの生活をささえている石炭・石油などのエネルギー資源は，このような陸上植物による太陽エネルギーの化石ともいえるので，植物の大切さを理解して欲しい。石炭紀に続く古生代から中生代に移行する頃，これらの植物群は急激に衰退して，陸上の裸子植物の繁栄する時代を迎える。しかし，中生代の終わりともなると，裸子植物も急激に衰退して被子植物が陸上に繁茂する時代になる。その後の地球環境の変化に従い，陸上動物の一種である昆虫類の進化とともに，被子植物の多様化も行われて，現代の陸上植物による植生が形成されたのである。

古生代に栄えた陸上植物群の中で、現在の地球上に見られるものとしては、シダ類で一万一〇〇〇種・ヒカゲノカズラで四〇〇種・トクサ類で一五種に過ぎないのである。これに反し、地球上の花を咲かせる被子植物は二三万五〇〇〇種にも達しており、陸上植物二六万五〇〇〇種の約九〇パーセントに相当している。このように、陸上でわれわれの目に入る植物の大部分が被子植物であり、野山・田畑・公園・市街地などの景観を構成するとともに、穀物・野菜・果物などの栄養素を提供している。さらに、住宅建材・紙・医薬品などの工業製品の原料としても、これらの植物が利用されており、われわれの生活を支えている。当然のことであるが、地球上の生物の生命を維持しているのも植物であり、計り知れない貢献をしていることを忘れてはならない。地球環境を支え、われわれの農業・園芸・工業などの職業を維持していることも理解し、園芸療法の中心でもある植物に感謝し、対応していただきたいと考えている。

古代人と文化の進展

人類の起源については、ダーウィンによって最初に理論的な検討が加えられ、約三〇〇万年前に東アフリカで出現したとされている。すなわち、アフリカに生息している類人猿と人類の間の類似点を、解剖学・行動学の観点から指摘し、人類は類人猿に近い祖先からアフリカで誕生した可能性が高いと示唆している。しかし、人類と類人猿には大きく異なる点があり、直立二足歩行・道具使用能力・高い知能（言語の活用）・高い社会性（共同生活・相互扶助）・小さな犬歯などである。直立二足歩行により手が開放され、道具使用の能力が開発され、食物の調理も可能となった。また、樹上生活から平地生活への変化によって、生活圏の拡大と適応力が向上し、狩猟・採集活動における男女の分業へと移行している。さらに、共同生活をするようになって、食物の貯蔵・分配の行動が起こり、人類の発展へと繋がったのである。

人類は、猿人から進化して、原人類・旧人類・新人類・現生人類となり、現在に至っているが、原人類の時代に取得した注目すべき能力のひとつが火の使用である。この能力は、類人猿を含め他の生物が取得できなかったもので、その後の文化の発展への基礎となったかもしれない。

一四〇万年前のケニアのシェンワンジャ遺跡から、火の使用跡が発見され、その後の中国・北京原人遺跡でも火の使用が証明されている。火の使用の効果は計り知れないほどで、採暖・調理・防御など生活面でのレパートリーの広さは相当なものであったといえよう。原人類の時代は、一六〇万～二〇万年前に相当しているが、最後の頃ともなると現生人類とあまり変わらない体格であったらしい。旧人類に移行し、頭蓋骨の容量が現生人類に近づくと、知能は向上して火の使用・道具の使用を含めた文化が育ち、最初に言語を用いた人類となったと考えられている。

旧人類の時代は、二〇万〜四万年前の中石器時代に相当しており、その人々の一部はネアンデルタール人と呼ばれている。この由来は、ドイツのデュッセルドルフのネアンデルタール渓谷に基づいており、文化程度の高かったことを示す遺跡がソレッキーにより発見されている。すなわち、精神文化の一端を示す例として、片腕のひじから先を失った後も、天寿をまっとうする老齢まで生存し、丁重の葬られていたことがわかっている。共同生活の中で、他人を大切にする習慣が芽生えており、さらに埋葬地の土壌から花粉が発見されて、四季の花で覆われていたこともわかり、植物と人々とのかかわりが大切にされていたのである。このことは、植物が栄養素・採暖などの目的だけでなく、心を癒すためにも活用されていたことを示す証拠であろう。

新人類は、地球上の気候が温暖になった四万年前頃に登場したが、旧人類に比べ骨格が全体的に繊細化したほかは、旧人類との特別な違いは認められていない。その時代は、後期石器時代に相当しており、数多くの石器が製作され、共同生活の様式も変化している。その時代の終わり頃には、平地集落が出現して、大量の埋葬者を収める平地墓がつくられ、装身具などの副葬品を供えるようになった。したがって、葬儀に関連した供花も考えられ、植物を使用しての呪術も行われたのではないかと思う。古代人の文化の発展を検討してみると、原人類から現生人類までの間に、とりわけ目覚しい飛躍が見られる二つの時代がある。すなわち、一三〇万〜一一〇万年前の原人類の時代および四万年前以降の旧人類の後石器時代に相当している。

その間，人類が生きるため火・道具・食・住を確保するとともに，植物とのかかわりを大切にし，文化を発展させ進歩を遂げたのである。また，長い期間を継続生存してきた古代人にとって，植物の存在は周囲環境を形成し，人々との生活を維持する源であったといえよう。

人々と植物とのかかわり

人々は，原人類の頃から四季の花を埋葬地に供え，あるいは観察して愛でる心をもっており，動物としての本能から脱却した進化を証明できたのである。植物とのかかわりを考えると，狩猟・採取の生活をしていた頃は，小集団で移動して植物資源を枯渇させないよう考慮し，植物の自己回復を期待していた。すなわち，古代人は自然環境と調和し，平衡状態を維持するよう心掛けていたといえよう。

ラディジンスキーの調査によれば，一万年前頃になると狩猟・採取生活から安定した農業生活に移行し，農耕による食料生産が始まり，栄養素の摂取方式に大きな変化が訪れていた。数千年前まで，自給自足の農業生活が続いたが，多くの植物に対する栽培技術が進歩し，農耕文化が発展したのである。また，農業用の道具に関しての改善が行われて，穀物としての小麦・大麦・ライ麦・米・ひえ・粟のほか野菜・果物・樹木種子などの収穫が増え，栄養素の確保・保存によって生活を豊かにしている。すなわち、人々と植物とのかかわりが生活の安定をもたらし、文化の発展に寄与したといえる。

人類社会を分類すると、つぎのとおり三段階の発展形態があり、現在は最終段階に進んでいる。すなわち

①自然社会：狩猟・採取により生活を支える社会であり、採取経済社会ともいわれている。

②農業社会：自然環境と資源を利用して、植物栽培・動物飼育により生活を支える社会であり、農耕・牧畜に経済基盤を置いている。栽培・飼育技術の進歩によって、生産量の増大も可能となり、人類社会の発展に寄与している。

③産業社会：人々が分業に就くようになり、種々の産業が農業以外の分野にも発展して、生活は豊かになった社会であるが、四〇〇〇年前から現在に至るきわめて短期間のことである。

このように、われわれの過ごしてきた歴史を振り返ってみると、人類の誕生から現在までの期間を一〇〇パーセントとすると、九九パーセント以上が狩猟・採取の自然社会に生活していたのであり、農業社会・産業社会での生活は一パーセントにも満たない期間であった。しかし、この短い期間で人口は爆発的に増加し、一万年前の一〇〇〇万人から現在での六〇億人を超える状況になっている。

この人口増加の背景には、自然環境と資源の支援により可能になった事情があり、このことを忘

れてはならないのである。また、産業社会の急激な発展は、人類にとってよい面ばかりでなく、問題となる面も与えることとなり、特に自然環境を支える植物の生態を損なう結果ともなっている。古代から引き継がれた人間の本質を考えると、われわれが自然環境との共生を求めるのは当然であり、地球上において人間だけが特別の存在であるはずはなく、すべての生物と同様に生存への途を探る必要があろう。しかし、現在の人類は、植物に支えられている自然環境を大切にすることを忘れ、人間としての精神面での荒廃も著しいのである。

人類の誕生以来、九九パーセント以上の期間を狩猟・採取生活で過ごし、植物とのかかわりを大切にしてきたが、わずか一パーセント未満の期間に現在の高度な文化にまで進展したことを考えると、種々の点で無理な面が生じたのも当然かもしれない。しかし、人間生活を豊かにするため園芸が生まれ、植物を育てる楽しみを見出したが、さらに今日の園芸療法へと発展したのである。園芸療法の価値と効用を理解し、複雑な現在の産業社会を生きるための癒しに活用し、場合によっては心身の障害を和らげることに役立たせたいと思う。

園芸との関連

社会生活における人間と園芸との関連を検討してみると、古代人から現代人までの大切な植物とのかかわりに気づくとともに、現在の社会における種々の問題点が園芸の重要性を育てたのかもしれない。すなわち、人間社会が複雑化するに従い、心身のバランスが崩れ易くなり、自然環境の中で行われる園芸活動が効果のあることを知ったのである。このことが園芸療法へと引き継がれ、健常者・障害者・高齢者・児童の区別なく癒しを考慮した対応を目的として、必要な援助・治療を行うようになっている。しかし、園芸療法においては、農業での収穫を目的とする行為とは異なり、植物との触れ合いと育成の過程を経験することが主目的なのである。したがって、その違いを理解したうえで、対処する必要があろう。

園芸活動とコミュニティガーデン

コミュニティガーデンは、住民のために用意された近隣のオープンスペースであり、個人用に小区分され、園芸用地をもたない人々が利用して野菜などを栽培する場なのである。その効用はさまざまであり、種々の利益が予想される。

①生活の質的向上：新鮮な野菜などの取得・食事内容の改善・人間としての満足感と楽しみが得られる。

②経済的な幸福：野菜などの栄養素を安価に取得できる。

③社会的な幸福：人々との社交性の向上・他人への野菜などの分配・自給自足の満足感・近隣関係

の改善が行われる。

このように、コミュニティガーデンを利用することによって、新しい交友関係・新しい出会いが生まれ、社会生活を豊かにできる。さらに、コミュニティガーデンを村起こし・町起こしに活用することも考えられており、近隣の付き合いを築く場ともなるので、公共の施設の一環として設置したいのである。その設置が実現すれば、植物とのかかわりをもつ共通の場が確保され、人々の心に目に見えない価値を知っていただくなど、その効用は計りしれない。

子供と園芸との関連

子供が誕生し成長する過程で、自然環境に接することの大切さはいうまでもなく、砂遊び・泥遊び・川遊び・魚すくい・昆虫採取・花輪づくりなどが、子供の豊かさ・創造力の取得に与える効果はきわめて大きいのである。また、子供にとっての新しい発見を経験させ、たくましく生きる方法を探らせることにも、役立つといえよう。

子供が悲しい現実に巻き込まれた場合、例えば病気での入院・親の死亡・アクシデントなどに遭遇した際は、元気に遊びまわっていた頃を思い出させること、あるいは遊びの場を提供することで、心身の回復力を引き出すことができる。すなわち、薬物の治療と併用して敏感な子供の心に響く治療ともなろう。その治療の場として、子供に安らぎ・いたわりの気持ちを取り戻させ、心身を補強するため、自然環境に接触させる施設が必要であり、公園や病院内のヒーリングガーデンで対応できる。このような施設を利用して、園芸活動を通して植物や昆虫を観察し触れ合うことができれば、本来の子供としての成長を支えられるのである。

園芸に集う人々

デューク大学付属病院・文化教養部ディレクターのジャニス・パルマーが紹介したつぎの詩を参考にしていただく。これは、同付属病院の腫瘍疾患の患者とその家族のグループが、隣接するデュークガーデンに集い、散策したときにつくられたものである。すなわち

庭から何か一つ貴方に持ってゆけるなら
若芽の付いた木の枝を持ってゆきたい
それは新しいものを期待させるから
大きくて立派なチューリップを持ってゆこうかしら
金魚を持っていって
鉢の中で泳ぐ様子をパパに見せてあげたい
木に咲く花を持っていって
パパの部屋にふり撒いていい香りで満たしたり

庭の風を取ってこれるものなら
瓶には詰められないもの
楽しい気持ちや華やかな気分を運んであげたい

このように、園芸に参加している人々の心を表すものとして理解するとともに、園芸療法へと発展させることの必要性もわかって欲しいのである。

各国の園芸療法の歩み

イギリスでの取組み

イギリスでは、一九八七年に園芸療法協会を設立し、障害をもつ人々への組織的な取組みを開始した。これが園芸療法の起源であり、精神病院内における農作業を通しての治療によって、自然の癒しの力を活用したのである。しかし、一九八六年には精神病患者のための地域に根ざした園芸療法を実施し、その成果について調査を行っている。その結果、園芸療法のためのデモンストレーションガーデン・ネットワークを構築する必要性のあることがわかり、必要な改善策を明らかにしている。また、患者の生活向上を妨げている原因としては、人々の無知・コミュニケーション不足・

人的援助の不足・財源の不足であり、さらに患者のための長期的な職業訓練施設の不足であることもわかったのである。

一方、同国内の雇用者からのニーズを適確に把握し、これに適合できるよう技能の評価を五段階で行うため、全国的な職業資格検定の制度を同時に発足させている。したがって、障害者が職業訓練を経て社会に復帰することができるよう、実際的な仕組みとして事前訓練の提供なども考慮して、効果のある対応に力点をおいたのである。

オランダでの取組み

一九八八年に、オランダのケルクレイドで種々の基金団体の支援・個人の寄付・人々のボランティア活動によって、身体障害者用施設としてのガーデンが整備されたが、五〇名程度の受け入れを行うデイセンターとしても利用されている。したがって、個々の能力を確かめ、心を開放する出会いの場として、活用することができよう。

この施設は園芸療法ガーデンとしての考慮もされており、レイズベッド・ビニールハウス・視覚障害者用コーナー・ハンキングバスケットを備えている。少し前の一九七九年から、同国のグローズベークでヴェルケンロード財団の運営する青少年身体障害者への教育・訓練を目的とする国立学院が設置されており、一六〜二五歳の身体障害者を対象とする職業訓練センターが運営されている。この青少年身体障害者を対象とする園芸・ガーデンコースでは、週五日間で一年半の期間、園芸・グラフィックアート・経理を学んでいる。

また、卒業後に園芸作物の栽培・緑地の整備・施設の管理の分野での職業に就けるよう、必要な訓練も行っている。一方、園芸療法士・園芸療法アシスタントの養成を目的とした特訓コースもあり、年二回で四〜五日間の開設を行っている。

このヴェルケンロード財団は、改造ガーデニングの普及を目的として、デモンストレーションガーデンを一九八五年に構築したが、社会福祉職員に対し園芸のノウハウを教える場としても活用している。この授業は年二回で六日間の開設であり、グリーン＆ハンディキャップ財団に協力しての庭園設計・障害者用の道具の選定にも関与している。

ベルギーでの取組み

一九八四年に、ベルギーのシュニ州立養護学校が創立一〇〇周年を迎え、ガーデンの整備を行ったが、自然界にある微妙な香りの数々を揃え、視覚障害者の利用を優先させ、その香りを楽しみ識別させる試みをしている。すなわち、この施設は植物の匂いと触感を重要視しているガーデンであるといえよう。また、一九八五年には、本格的な園芸療法ガーデンがウージンケン公園の一部に開設され、日常の諸問題から離れ、静けさ・くつろぎ・自然環境との触れ合いを求める人々に利用されているが、自然のメカニズムを学ぶための教材提供の役割も果たしている。当然のことであるが、一般の見学者・入園者にも開放されており、聴覚・嗅覚・触覚など視覚以外の触れ合いが経験できるので、誰でも楽しめる施設なのである。

カナダでの取組み

カナダでは、園芸療法協会が一九八七年に設立されており、園芸療法プログラム開発の援助・園芸療法による治療の普及を目的としている。同国のロッジアットブロードミードの老人ケアハウスでは、認知能力に障害をもつ人々の世話をしているので、施設らしさを排除した家庭的な雰囲気の中で暮らせるよう、種々の配慮を行っている。このケアハウスで提供されているプログラムとしては、つぎの事項を重視して計画している。

①居住者の自立
②自尊心の維持
③家族や地域とのつながり
④居住者が選定したプログラムへの参加
⑤居住者会議への参加

また、設置してあるガーデンは八つの中庭に分けられており、瞑想の庭・街角の庭・ヒーリングセンター・オールドファッションの庭・ビレッジグリーン・西海岸の庭・コッテージガーデン・ネイチャールームにより構成されている。

米国での取組み

一九八七年に、米国園芸療法研究所が設立され、障害をもつ人々・社会的に恵まれない人々への治療とリハビリテーションの目的で、園芸療法の普及が行われている。園芸療法士の登録制度が確立し、専門職としての組織化が進み全米に及んでいる。しかし、米国における園芸療法の起源は古く、一八一二年にベンジャミン・ラッシュ医師が著書の中で、精神障害をもつ患者が庭園で働くことの利点について言及している。また、一九四八年にはラスクリハビリテーション医学研究所に、世界で初めてのリハビリテーション専門機関が設立されているが、リハビリテーションの父と呼ばれるラスク医師によって、第二次世界大戦に従軍した兵士のためのリハビリが行われ、治療院としての効果をあげている。同機関は、一九五九年に園芸療法温室を設置し、身体障害者のための治療プログラムの実施に結びつくこととなる。

一方、同国のシカゴ植物園では一九七七年に開始したユニークなプログラムが提供されている。すなわち、職業訓練センター・病院・更正施設・高齢者の養護施設などのスタッフを養成する一年間のプログラム、バービリ病院と提携して知的障害者に職業訓練を行うプログラムなどである。ま

表 2　カンザス州立大学における園芸療法課程のカリキュラム抜粋

科目名	単位数	科目名	単位数
(1 年前期)		(3 年前期)	
園芸療法入門	1	園芸植物病理学	3
農学入門	1	果樹生産学	3
代数学	3	木本植物材料学	3
一般心理学	3	異常心理学	3
一般植物学	4	集団学分野課目選択	3
英作文 (1)	3	自由選択科目	3
(1 年後期)		(3 年後期)	
英作文 (2)	3	園芸療法演習	1
一般化学	5	野菜生態学	3
植物科学	4	造園管理	3
コミュニケーション	2	統計学分野科目選択	3 ～ 4
芸術分野科目選択	2	(4 年前期)	
(2 年前期)		園芸療法実践技術	3
フロラルデザイン	3	一般選択科目	6
草本植物材料学	3	特別選択科目	9
経済学	3	(4 年後期)	
昆虫学分野科目選択	3 ～ 4	園芸療法実習	12
(2 年後期)			
土壌学	4		
植物繁殖学	3		
温室管理	3		
教育心理学	3		
園芸学	3		

選択科目名	単位数	選択科目名	単位数
芸術論	3	統計の基礎	3
人体構造と機能	6	社会科学のための統計	3
特殊児童教育	3	平面三角法	3
世界地理	3	一般微積分と幾何学	3
青少年期と思春期	3	パソコン入門	3
薬物と行動	3	基礎プログラミング	3

表2　（つづき）

人間発達学	3	経理学	3
組織とリダーシップ	3	商法	3
青少年非行	3	経営理念	3
手話	3	人事管理	3
演劇療法	3		
子供と思春期の心理	3		
教育心理学	3		

特別選択の分野
地域社会・矯正の関連・老人学・精神と健康・発達障害・教育学

た、多くの人々がこの植物園に出向いて、長年のノウハウを集大成したレッスンを受けるため、春夏秋冬・年間を通じてのプログラムに参加している。大学における教育に関しては、一九七三年にカンザス州立大学での園芸療法課程の設立が最初であるが、現在では同大学に大学院課程が設立されている。さらに、同大学は通信教育も行っており、園芸療法への教育に力を注いでいる。

米国では、医療・福祉関連の支出が最近増加する傾向にあるので、患者・障害者の早い回復を目指す治療の実施が期待されている。その目的のため、園芸療法が採用されており、必要なプログラムの提供・温室設備の拡充が行われ、デイホスピタル向けの対応も検討されている。また、米国精神医学協会は、新しい疾患の概念として、心的な外傷後ストレス障害の診断マニュアルを作成しているが、これは戦争・いじめ・災害・家庭内暴力・児童虐待・レイプなどの心的な外傷により生じた心身障害である。一九九〇年代に、境界型パーソナリティ障害・対人関係の悩み・親子関係の悩みなどで苦しむ人々が増加し、園芸療法の有効性が認められるようになった。このように、同国で園芸療法が普及し、教育分野でも重要性が認識されているので、各国からの留学生も集まるようになり、世界共通な教育基準の設定へと進展することも望まれよう。参考までに、カンザス州立大学における園芸療法課程のカリキュラムを表2に紹介しておくこととしたい。

すなわち、基礎から専門まで四年間で学ぶ科目の内容がわかり、学生の履修状況について理解することもできよう。

日本での取組み

日本では、一九九三年に米国のダイアン・レルフ博士を招き、初めての園芸療法講演会を開催している。引き続き一九九四年には、第二回国際園芸学会京都会議が開催され、ダイアン・レルフ博士・レディング大学ジェーン・ストーンハム講師による園芸セラピーワークショップも開催されている。参考までに、その後の国内における経過を示すと表3のとおりである（写真4）。また、国内各地で園芸療法に関する活動が表4のように行われており、多くの研究会が設立され情報交換・セミナー開催などの世話をしている。

以上のように、日本での園芸療法の普及への努力が行われているが、教育面での充実は今後の課題であり、大学のみならず各研究会・協会への積極的な参加が期待される。

表 3 日本における園芸療法への取組みと経過

1995 年	日本園芸療法研究会が東海大学の先生方を中心として発足した。
1997 年	静岡県および高知県が園芸療法関連の事業に着手した。
1997 年	岩手県東和町において世界園芸療法大会が開催された。
1998 年	東京農業大学障害学習センターにおいて欧州園芸療法に関する近況報告セミナーが行われた。
1999 年	日本造園学会北海道支部でダイアン・レルフ教授のセミナーが開催された。
2001 年	人間・植物関係学会が九州大学大学院松尾英輔教授により発足した。
2001 年	北海道 HT 園芸療法研究会による第 1 回セミナーが開催された。
2002 年	第 1 回病院ボランティア国際フォーラムおよび障害者インターナショナル世界会議が札幌市において開催され，北海道 HT 園芸療法研究会が参加協力した。
2003 年	NPO 法人日本園芸療法士協会の設立が認可され，園芸療法士資格認定講座が開設された。

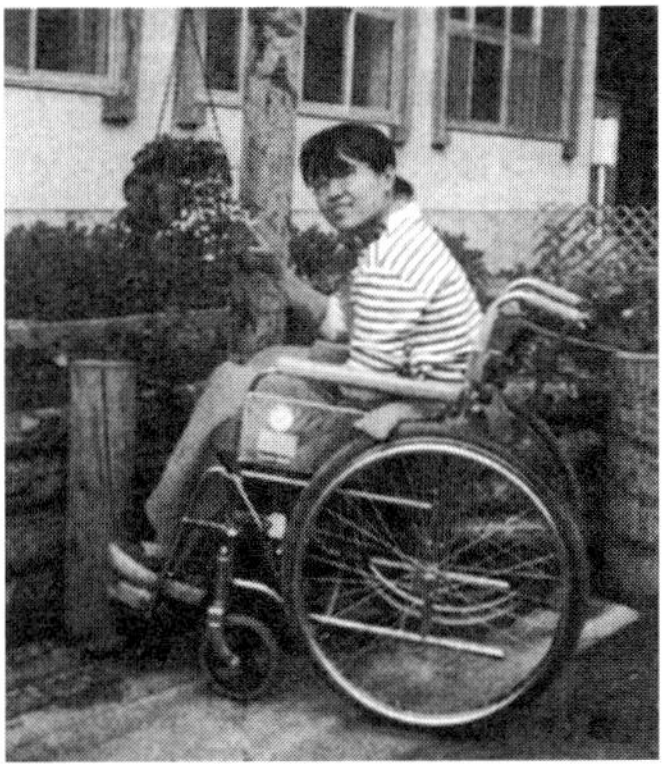

写真 4 園芸療法への障害者の対応例

表 4　日本各地での園芸療法活動

1993 年	西神戸園芸療法研究会・神戸	1998 年	愛知園芸療法研究会・松山
1995 年	園芸療法研修会・横浜	1998 年	埼玉県園芸療法推進研究会・浦和
1995 年	日本園芸療法研究会・東京	1998 年	高知県園芸療法研究会・高知
1995 年	園芸セラピー研究会・東京	1999 年	大分県園芸療法研究会・大分
1995 年	大阪園芸療法研究会・大阪	1999 年	尼崎園芸療法を考える会・尼崎
1996 年	静岡県園芸療法・静岡	1999 年	伊賀園芸療法研究会・名張
1996 年	園芸療法研修会 OB 会・横浜	1999 年	東和町園芸療法研究会・東和
1996 年	園芸療法実践の会・横浜	1999 年	広島園芸療法研究会・広島
1997 年	西日本園芸療法研究会・京都	1999 年	北海道 HT 園芸療法研究会・札幌
1997 年	福岡県園芸療法研究会・福岡	1999 年	三重県園芸福祉研究会・上野
1997 年	青森県アグリセラピー推進協議会・十和田	1999 年	栃木癒しの園芸療法研究会・鹿沼
1997 年	高知県園芸セラピー研究協議会・高知	2000 年	熊本県園芸療法研究会・熊本
1997 年	石川県園芸療法研究会・加賀	2003 年	NPO 法人日本園芸療法士協会・札幌
1997 年	山口園芸療法研究会・萩		

特に、社会人を対象とする教育課程の設立・セミナーの開催が必要であり、関係者の努力が要請されよう。

二〇〇三年には、NPO法人日本園芸療法士協会の設立が認可され、北海道地区・関東地区・東海地区・南九州地区の設置も決まり、園芸療法士資格認定講座が開設されている。

したがって、今後ますます園芸療法への関心が高まるものと考えられ、専門家の養成に力を注ぐ必要があり、教育カリキュラムの充実・教科書の出版などとともに、園芸療法士の認定基準の設定が望まれる。当然のことであるが、米国などにおける園芸療法士との交流を考慮したレベルの維持が期待されるので、安易な教育内容で妥協することなく、国際標準をクリアできるよう努力していただきたい。

3　園芸療法の環境づくり

園芸療法ガーデンの考え方

園芸療法ガーデンの環境としては、身体に障害をもつ人々の利用も考慮して、バリアフリーとする必要がある。すなわち、健常者・障害者・高齢者・児童のすべてを対象にできる施設とし、いわゆる社会弱者も含めてあらゆる人々が集うガーデンとしたい。また、園芸療法の効果をあげるため、欧米の例にならって金属をなるべく使わない方針を採用し、木造の温室・施設・器具などによって構成しなければならない。この施設は、植物を中心とする庭であり、ガーデニングの基礎技術を学ぶ場でもあることから、視覚の美しさのみを考慮した構成にとらわれることなく、園芸療法を行うための機能的な配慮が必要なのである（写真5、6）。

例えば、障害をもつ人々の利用する花壇の高さはどの程度がよいか、目の不自由な人々が立ったままの姿勢で触れ合える花壇をどのようにするか、車椅子の人々がひざ上の高さで花壇を利用するため昇降可能な構造の選定をどうするかなど、園芸機材の設置を含め工夫することが望まれる。もし、このような配慮で園芸療法ガーデンが構成されているならば、その中で人々が楽しい時間を過ごしながら、各自のもつ癒しへの願いがかなえられ、新たな希望が湧くことにもなろう。今後の園芸療法ガーデンは、このような考え方で設置される庭であって、園芸療法士の養成にも効果があることを期待している（写真7～10）。

米国のシカゴ植物園では、すべての人々が楽しむことのできる庭として、イネーブルガーデンを

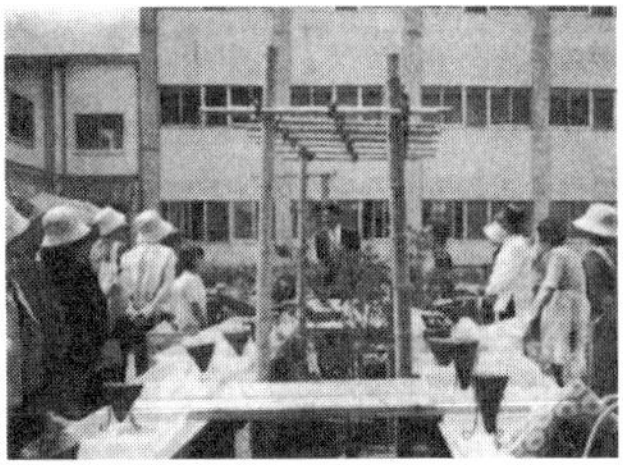

写真5　園芸療法セミナーの例

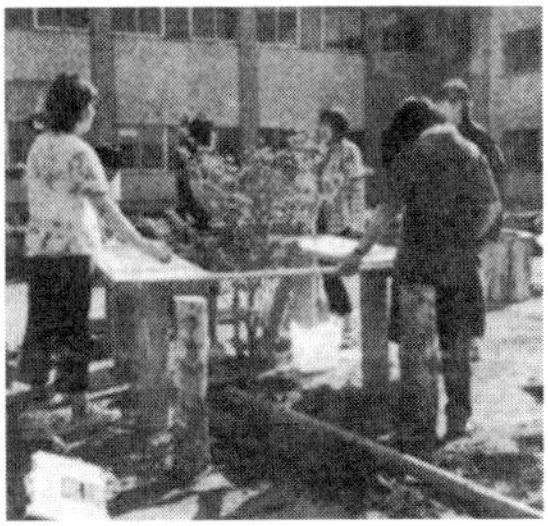

写真6　園芸作業テーブルのデザイン風景

設置しているが、年間で六〇万人の利用者が訪れている。わが国では、治療を目的とする施設内に園芸療法ガーデンを設置する例が多く、大規模な園芸療法ガーデンとしての設置例はあまりみられないのである。その理由は、公共の場での園芸療法を行うまでに認知されていないからであり、今後の課題として残されているといえよう。

すなわち、日本各地に設置してある公園の中に、園芸療法ガーデンを設置する計画が進められる

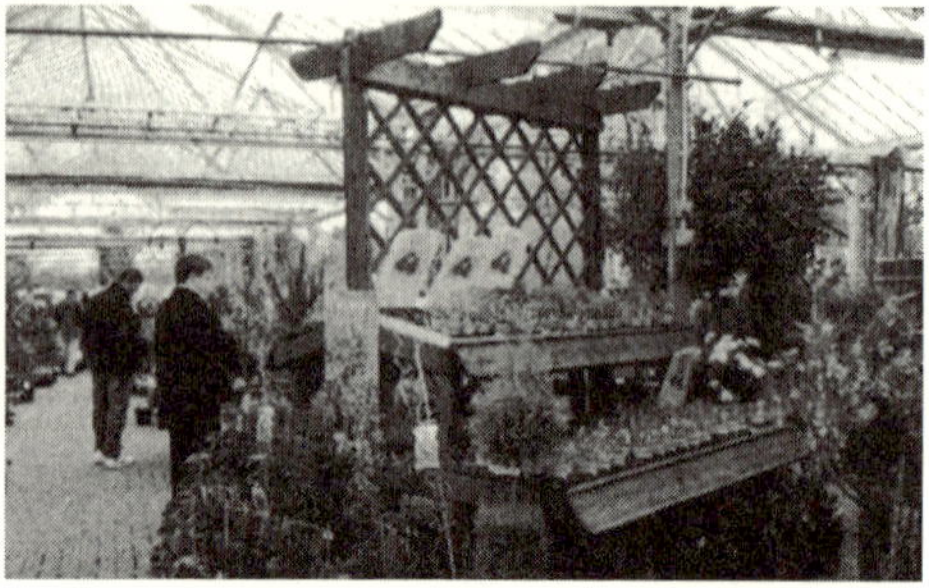

写真 7　オランダの園芸療法ガーデン温室の例

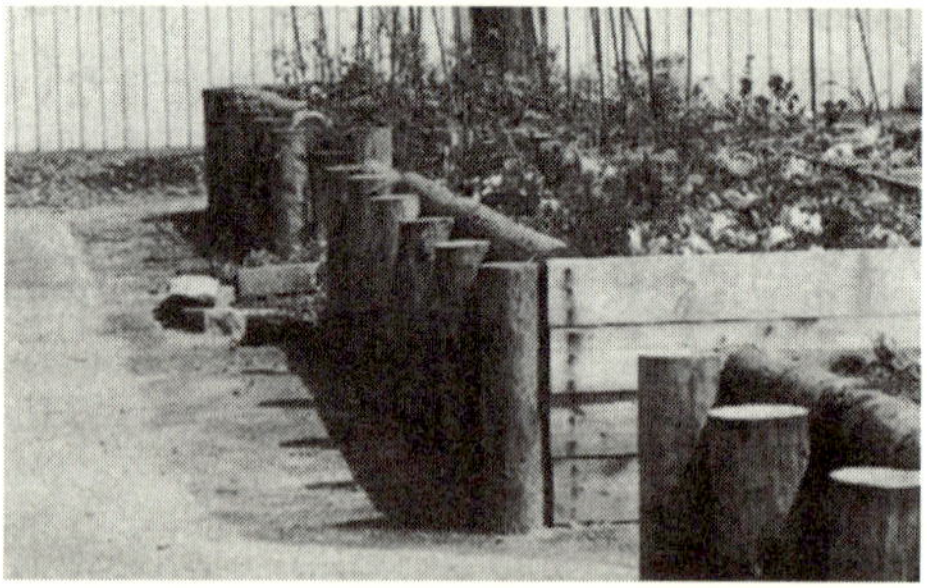

写真 8　園芸療法レイズベッドの例

ならば、子供達だけが遊具で遊んでいる公園のイメージから脱却して、老若男女すべての人々が憩う公園となり、専門家である園芸療法士の支援による癒しの場・地域のコミュニケーションの場としての活用が可能となる。また、都市の高層マンション群の一角に園芸療法ガーデンを包含する公園が設置されるならば、住環境の新しい形態としての発展が期待され、都市生活を豊かにする企画として支持されるかもしれない。このように、自然環境の一端に触れることによって、心の安らぎ

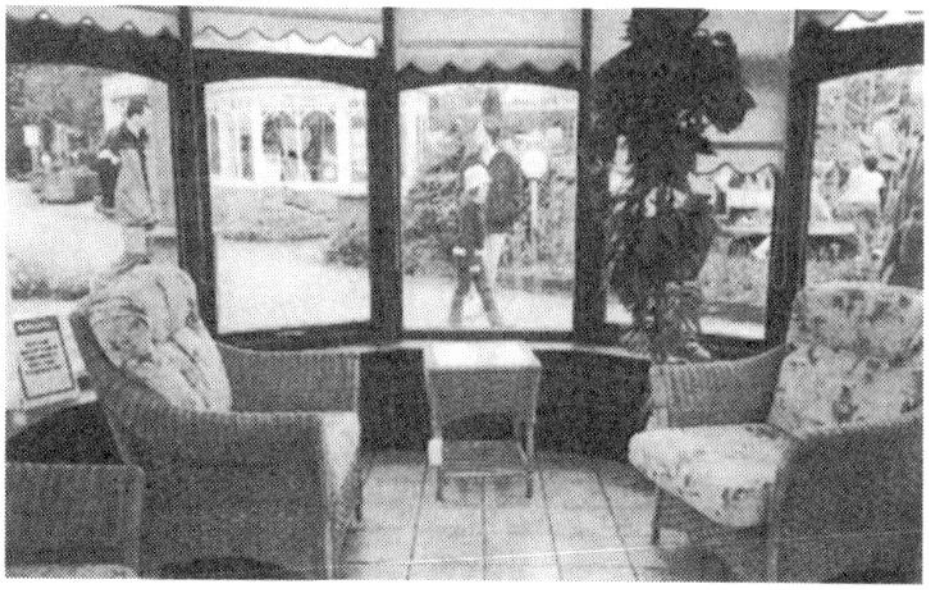

写真 9　イギリスの園芸療法パビリオンの例

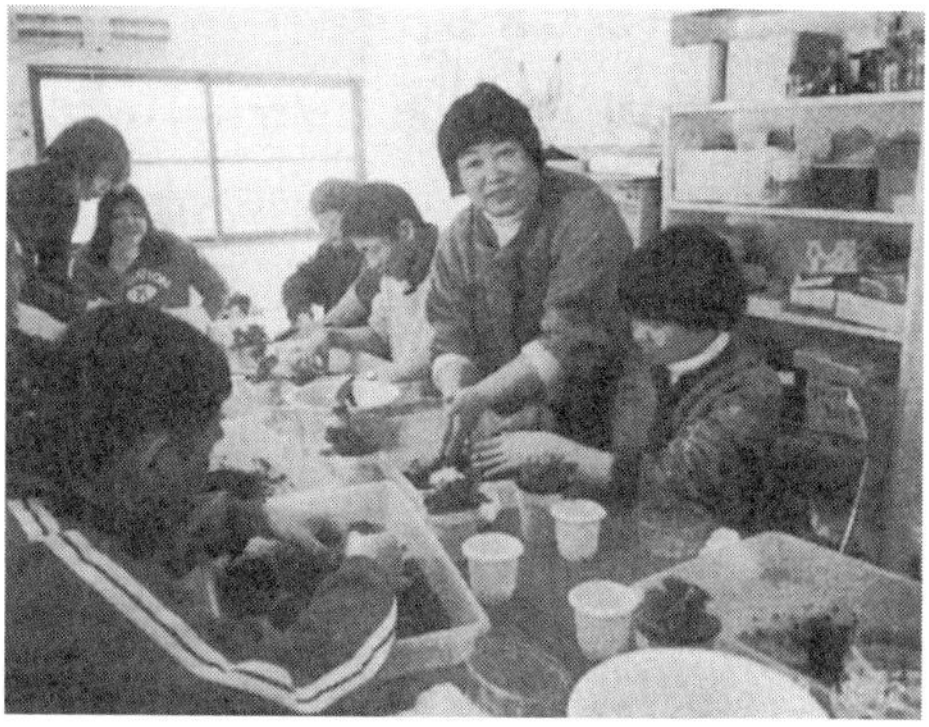

写真 10　デイセンターでの室内園芸療法の例

を得ることができるよう、園芸療法の立場から支援したいものである。

昔からの日本庭園のよさは広く知られており、ヒーリング効果の点でも一流の庭であると考えられる。特に、盆栽は世界中に知られており、各国のフラワーショップに盆栽コーナーが用意されるなど、多くの人々に愛され育てられてきた。また、音楽の分野でも日本古来の音が好まれるなど、和の文化がますます広がりをみせているので、古くからの伝統である日本庭園の様式を取り入れ、福祉的な考えを導入して、人々が触れることのできる園芸療法ガーデンをつくりたいのである。このようなガーデンが実現し活用されるならば、様式美による庭園づくりの伝統を守り続ける時代から、植物の助けを借りながら、その中に身を置いた人々が癒される時代へと移行する先駆けとなり、園芸療法への新たな発展が期待されよう。

代表的な園芸療法ガーデンの紹介

代表的な園芸療法ガーデンは、欧米に多くの設置例があるが、ここでは米国のシカゴ植物園に設置されているイネーブルガーデンについて紹介する。この植物園は、その能力のいかんにかかわらず常にあらゆる訪問者を歓迎し、人々が余すところなく各施設や一連のプログラムに参加して、楽しむことのできるような場の提供を目的としている（写真11、12）。最初に設置されたイネーブルガーデンにおいて、一九七二年から園芸療法が開始されているが、一九九八年には新たにビューラーイネーブルガーデンが開設されて、多くの人々にとって安全で快適な健康増進を目的とするガーデニングの意義が再確認され、改めて園芸療法に付託する治療の効果が認知されたのである。

この新しいガーデンは、単に障害をもつ人々のためだけに提供されているのではなく、シカゴ植物園を訪れる老若男女すべての人々が、通常の庭園施設・園芸療法ガーデンから受けられる効用を知るための陳列ケースの役割も果たしている。

ビューラーイネーブルガーデンの設置の目的からわかるように、人々にとって庭園が美しい鑑賞

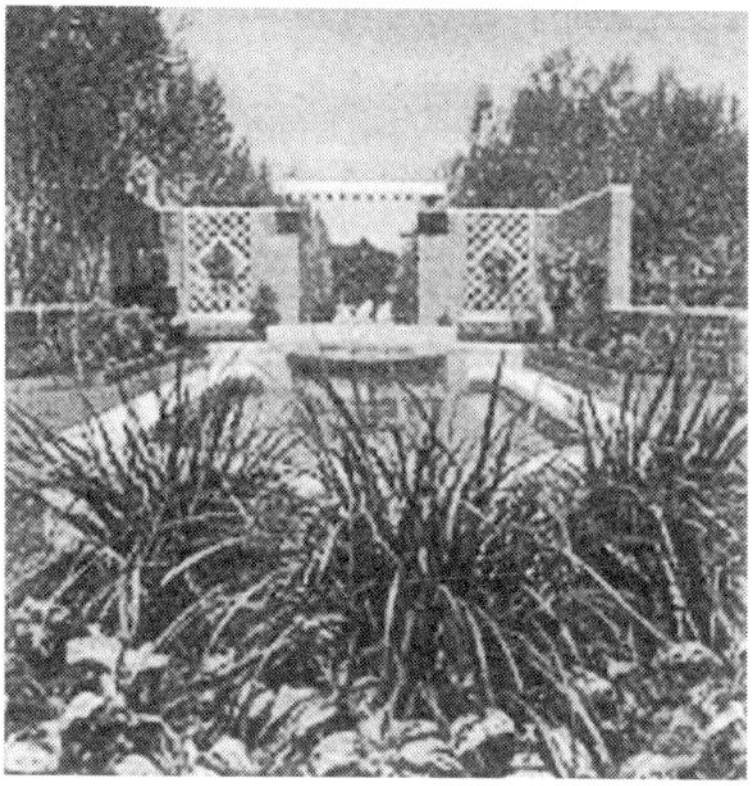

写真 11　イネーブルガーデンの正面

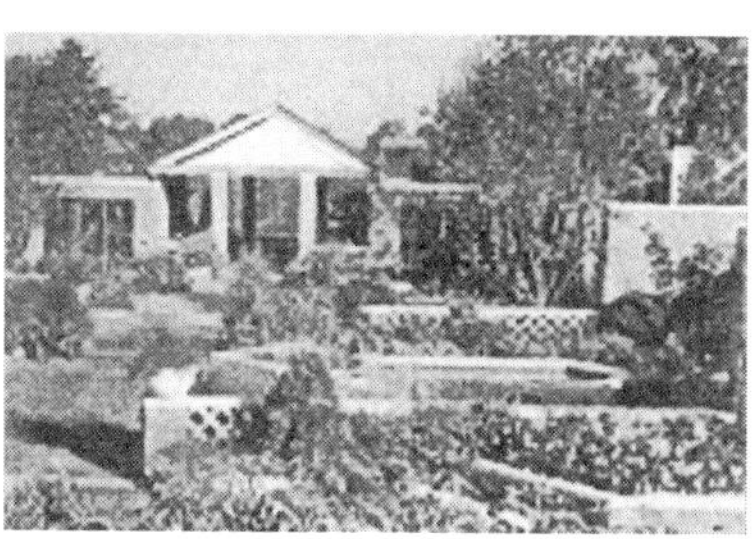

写真 12　イネーブルガーデンの教育用パビリオン

の対象であり、身近に触れることのできる対象でもあると考え、その存在価値を明確に示しておきたいのである。この身近に触れることのできる対象を考慮して、ただ漠然と観賞用の通路・手すりを整備し、きれいな花卉プランターを設置するなどの企画に終始しがちであるが、園芸療法ガーデンとして注意深く企画され設備の導入が行われていれば、そのために効果のある方式の模索・確認も可能となろう。今後の園芸療法ガーデン設置に際しては、代表的な例を検討することにより、将来を見据えての企画を行って、園芸療法を効果的に実施できるよう配慮していただきたい。

シカゴ植物園におけるイネーブルガーデンの意義

ビューラーイネーブルガーデンの企画については、一九九八年に開設の二年前から検討されており、過去二〇年のプログラムの経過を各部門のスタッフが集まったチームで再評価し、新しいマスタープランの作成を行っている。その際には、庭園の存在意義・園芸療法などの授業内容・教育プログラムの改善などが論議されたのである。すなわち、シカゴ植物園・園芸部のジーン・ロザード部長が説明しているように、新しいイネーブルガーデンは幾つかの目的をもっており、第一には普遍的なデザインの原則に従ってバリアフリーの庭・遊具・技法を適用した庭園企画の雛型となること、第二には園芸療法士への生涯教育の場・資料提供を行えること、第三には保健・福祉関連の人々に園芸療法の価値を認めていただくことである。したがって、これらの目的について一般の方々の認識を喚起させるため、種々の活動が必要であるといえよう。

この新しいイネーブルガーデンの開設に先立ち、ジーン・ロザード部長が述べていたことは、園芸療法など専門的な訓練の場と機会を提供する計画があり、用意されたプログラムには研修ツアー・インターン制度・シンポジウムの開催・園芸療法士の認定証授与などが含まれていた。二〇〇〇年には、バリアフリーの屋外デザインとプログラミングに関する国際シンポジウムが開催されたが、約三五〇人が出席して健康と福祉に関する発表があり、イネーブルガーデンの存在が広く知られるようになった。出席者としては、研究者・設計者・プログラミング専門家などであり、屋外デザインを中心に活発な論議が交わされた。

このように、イネーブルガーデンの使命は拡大され、より広範囲の方々に理解されてはいるが、庭園を利用することによって、ガーデニングを通しての有益な成果が得られるよう期待したい。すなわち、このガーデンで提示されているプログラムが、年齢・体力のいかんにかかわらず、人々にとって安全・快適な庭仕事への助けになって欲しいのである。

美しさと身近さを求めるガーデンの企画

シカゴ植物園の古いイネーブルガーデンは、栽培施設に隣接した小さな敷地内に設置されていたので、この植物園を訪問する人々に積極的な利用を薦める配慮に欠けていたのである。このことを憂慮した同植物園のジオフ・ロスクらの提案によって、古いガーデンより条件のよい場所に、新しいイネーブルガーデンが開設されることとなり、園長のバーバラ・カーターとガーデンを寄贈するビューラー財団が先頭に立って、工事が進められたのである。その結果、新しいイネーブルガーデンを園芸療法のための陳列ケースとして扱い、植物園の中心に設置する考えが採用されて、今日の利用状況を確保する基礎が築かれた。

完成した新しいイネーブルガーデンの敷地は約九九〇平方メートルであり、あらゆる世代・能力の人々を支援するため働いてきた庭園スタッフの二〇年の経験を生かし、特色ある最先端の施設としての雛型ともなっている。そのおもな施設を紹介すると、次のとおりである。

①北パビリオン区域：約四五平方メートルの受講室があって、訪問した人々を強い日差し・荒天候から守るとともに、トイレ・情報センター・事務所・道具収納庫・貯蔵庫も用意されている（写真13）。ここでは、書籍・研究資料の提示・ガーデニングの道具と補助器具の展示・それらの販売などを行っているが、インターン・ボランティアのグループによって運営されている。このインターンはマリア・ガバルド庭園部長による夏季指導などを受けている人々で、ボランティアもこの植物園で訓練を受けた人々であり、一般公開の日常業務・一連のプログラムを支援している。また、シカゴ市の健康・福祉局からの受講グループも派遣されており、研究・園芸療法プログラムに参加している。

②コンテナーコート：イネーブルガーデンの南側に設置されたコンテナーのある庭であり、中央部の花を植えたコンテナー・周囲の耕された苗床によって構成されている。

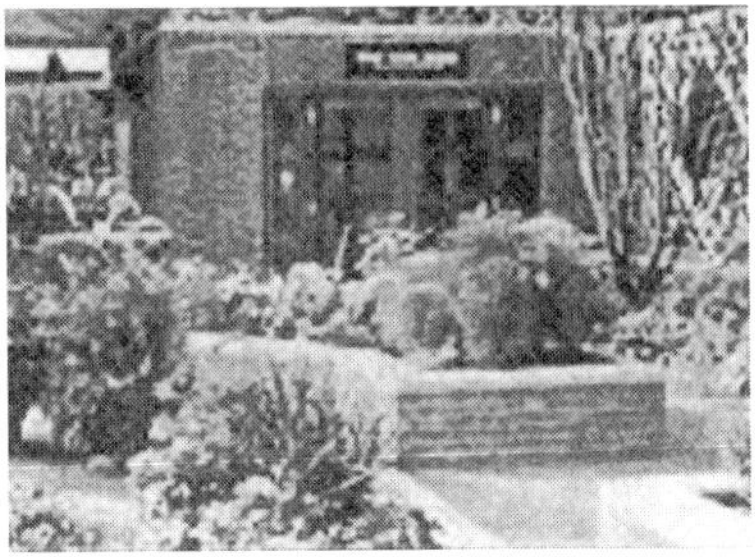

写真 13　イネーブルガーデンの貯蔵庫

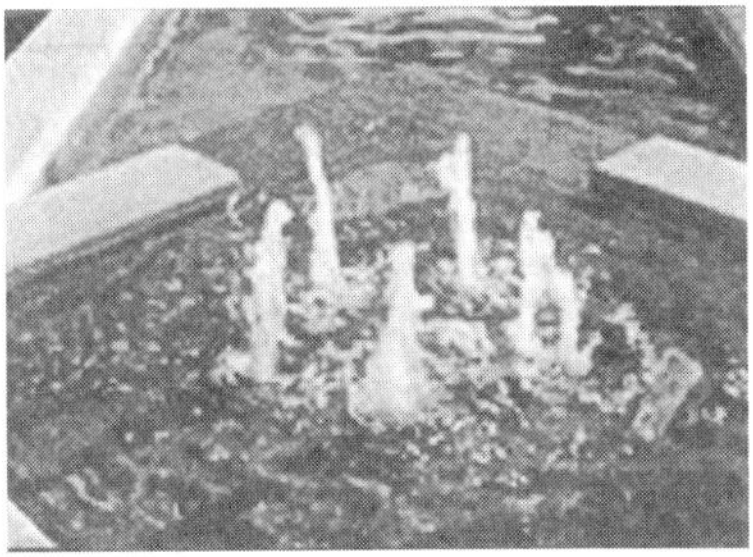

写真 14　イネーブルガーデンの噴水

③ギャラリーガーデン：訪問者の入口に設置された回廊の庭である。

④センサリーガーデン：イネーブルガーデンの西側に設置されており、香り・感触を楽しむ感覚の庭である。

⑤オーバールックガーデン：南側の素晴らしい景色を望める展望の庭であり、受講・夕べの行事などにも利用できる、自由な空間としてデザインされた設備なのである。

⑥南パビリオン区域：水辺の潟に近い施設で、休憩用のベンチ・ハンキングバスケット（滑車により上下でき、手入れに便利な吊りかご）・散歩用のプロムナードがあり、日差しを遮る天蓋も二か所に用意されている。また、涼を取るための散水・心を和らげる音・さわやかな水の動きのある庭であり、このような特長が訪れる人々すべてを喜ばせてくれる。

⑦クラゲと百合の泉：五つのクラゲ噴水孔から流れ出た水が、下の泉へとこぼれ落ちている（写真14）。この流水は車椅子の利用者でも手の届く高さに設定されており、泉の水中に手を差し込んで水性植物にも触れることができる。

いずれの庭園も、活き活きとした色彩豊富な魅力ある空間を構成するよう考慮されており、訪問者への癒しの効果を期待している。また、オーバールックガーデンに設置した一・二メートル高さの二つのステンレス鉢から水が溢れ出て、青銅の門の中へ消えてゆく水壁を形成しているが、再び循環してステンレス鉢に戻る仕組みとなっている。これらの泉の効果は、訪問者に音響面から豊かな生命力を想像させ、水の飛沫から受ける感覚を体験させることにも役立っている。

ガーデン内の通路への配慮

特別な助けを必要とする訪問者がガーデンの中を移動する場合、通常のガーデンでは数多くの障害を乗り越える必要がある。すなわち、健常者でも乗り物から降りる場合のことを考えれば、容易に理解できるであろう。新しく開設されたビューラーイネーブルガーデンでは、乗り物の昇降区域をガーデン入り口付近に設け、歩行面と車道面を同じ高さにしてある。すなわち、車椅子の利用者にとって障害となる道路の縁石を廃止して、移動に際しての障害を排除したのである。乗り物で到着した障害者が介助者を待つ場合、ガーデン入り口で長時間を過ごすこともあるが、障害者の活動スペースと駐車場が近接していれば、問題点が少ない。このように、ガーデン入り口への配慮が重要な特長のひとつになるので、園芸療法ガーデンとして企画する際の参考にして欲しいと思う。

この駐車場での昇降区域からガーデン入り口に至る二・四メートルの歩道は、二・五パーセントの緩傾斜の構造にしてある。その理由として、五パーセント以上の傾斜の場合には手すりの設置を薦めている米国障害者法のガイドラインを基調として、手すりを設置する必要のない通路としての緩傾斜条件を選んだからなのである（写真15）。

したがって、新しいイネーブルガーデンでは、歩行通路を傾斜五パーセント以下としセンターラインを設ける方針としているが、五〜八パーセントの傾斜を採用する場合には六メートルごとに踊り場を設置する必要があろう。六メートルを超える傾斜通路にすると、障害者にとっては疲労を感じることになるので、手すりとともに踊

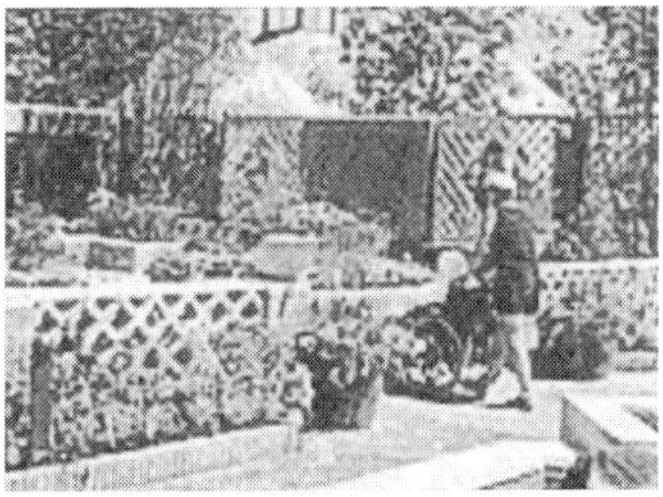

写真15　イネーブルガーデンの歩道

り場の設置が必要なのである。

訪れる人々にとって、手軽に利用できる設備・備品を用意しておくことが、園芸療法ガーデンの基本的な考え方であり、ビューラーイネーブルガーデンでも、入り口の扉は自動開閉方式にして、訪問者を植栽に囲まれた木の塔門へとスムースに導かれるよう考慮されている。その場合の歩道は、幅一・五メートル傾斜二パーセントで車椅子での方向転換が可能であり、スクーターによる庭園作業員との対面通行もできるが、車椅子同士の対面交通を考えると、一・八～二・四メートルの通路幅が必要となろう。このガーデンでは、歩道と中庭をレンガ敷きとして、移動機材の操縦を容易とする硬さの保持・滑り止め効果を期待している。また、レンガ敷きとすることにより、創造的な模様・豊富な彩りを与え、縁取りへの対応も考慮することができよう（写真16）。

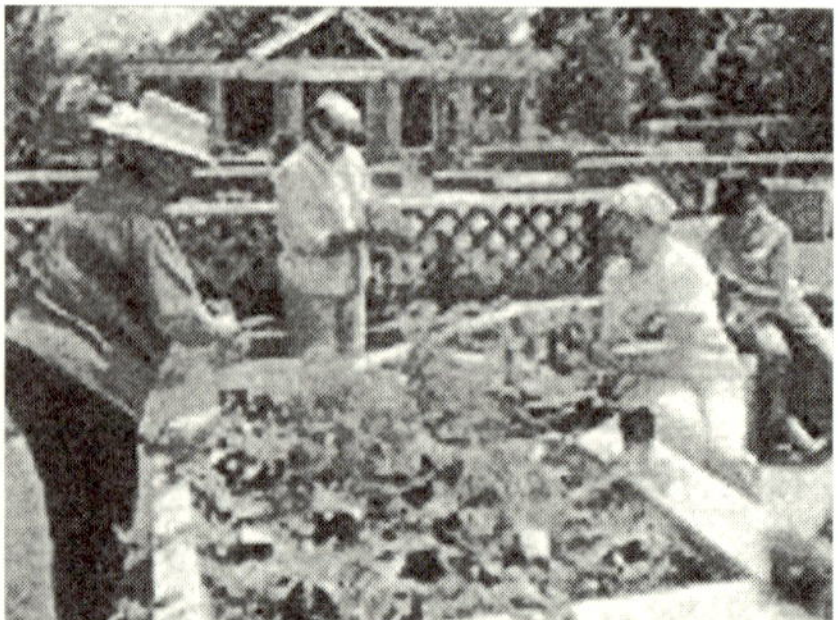
写真 16　イネーブルガーデンのレイズベッド

一方、対照的な色彩・肌合いを有する石灰岩帯を随所に配してあるが、視力の弱い訪問者が庭園間を移動する場合に、別の庭園へと移ったことを知るための合図ともなろう。例えば、地面に描かれた幾何学模様の平面をたどるならば、ビューラーイネーブルガーデンの各庭園を繋ぐ道しるべとなるので、石灰岩帯のもつ意義を理解できるかもしれない。しかし、同じ空間ではこの岩帯が同じ色彩となっており、他と区別できるよう配慮してある。また、屋外受講施設の北側に広がる芝植えの地区は、新しいイネーブルガーデンの素晴らしさを示す施設なのである。すなわち、約二〇〇ミリメートルの高さに設定してある芝生は、車椅子利用の人々が近付くことのできる構造であり、その感触を楽しむ機会を提供している。

触れ合いプランターの設置

シカゴ植物園のビューラーイネーブルガーデンは、ただ単に植物を観察し庭園を周遊して楽しむだけの施設ではなく、すべての希望する人々に対し植物栽培の機会を与えることができ、障害者でも無理なく植物に触れ合えるよう配慮されている（写真17）。すなわち、手を伸ばせば容易に作業ができる範囲に栽培区域が設定されているが、例えば苗床用のプランターとして用意されているものは、つぎのとおりである。

①背の高いプランター：歩行して庭仕事ができる人々のために用意されたものである（写真18）。

②中くらいの高さのプランター：車椅子を利用している人々のために作業できるよう用意されたものである（写真19）。

③低い高さで縁のあるプランター：特別な園芸用道具を使わなければ庭仕事ができない人々のため

に用意された、可動性と柔軟性を備えたものである。

このように、新しいイネーブルガーデンで使用している苗床プランターは、栽培区域の有効活用を考えて選定されており、プランターを設置する個所・作業用椅子に関しても、利用しやすいよう

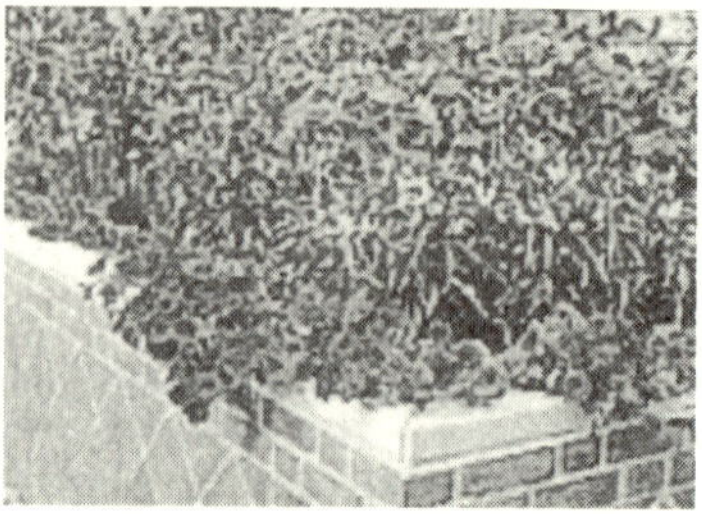

写真 17　イネーブルガーデンの触れ合いプランター

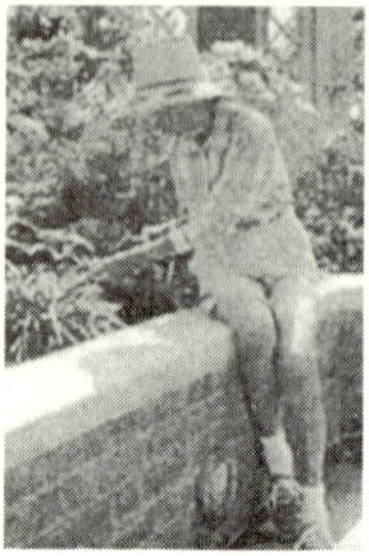

写真 18　イネーブルガーデンの苗床プランター

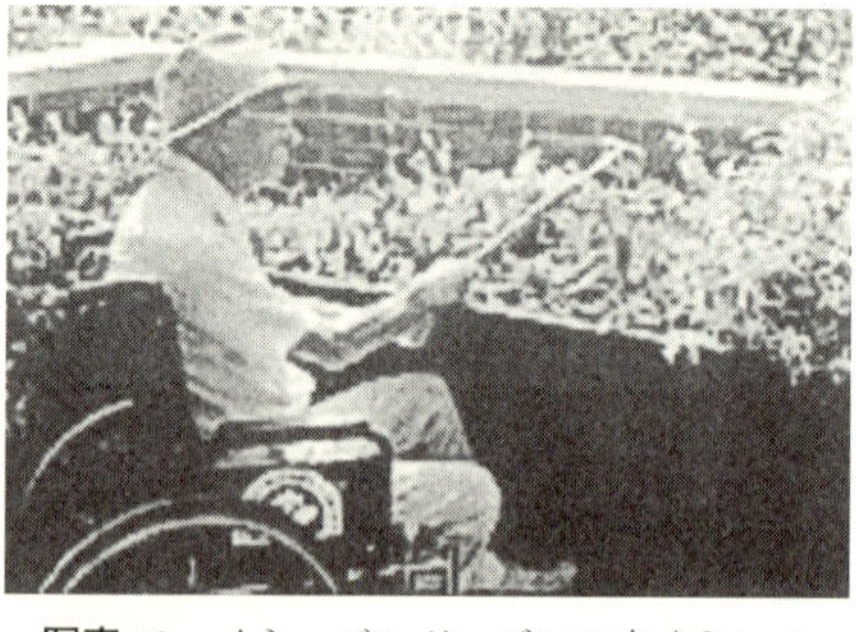

写真 19　イネーブルガーデンの中くらいの高さのプランター

考慮されている。

腰を曲げて庭作業のできない人々のために、高さ一メートルのプランターが用意されており、オーバールックガーデンの中に見出すことができる。このプランターには新しいアイディアが含まれており、このプランター設置個所の周囲には余分な空間を残さず、栽培区域を最大限に有効活用できるよう工夫されている。また、作業する際に足を自由に動かせるよう、プランター下部を特別な構造にしてあるので、苗床の全体に手が届くのである。さらに、オーバールックガーデンには、中くらいの高さ四六〇ミリメートルのプランターが用意されており、車椅子を利用している人々のためのものであるが、プランターに沿って設置されている石灰岩の冠石を腰掛けとし、座った姿勢での作業も行うことができる。

一方、コンテナーコートにも高さ五五〇ミリメートルのプランターが用意されており、同様に設置されている石灰岩の冠石に腰掛けて作業ができるのである。

背の低い高さ一五〇ミリメートルのプランターは、コンテナーコート・ギャラリーコートの周辺に用意されており、両者を繋ぐ役割をしている。このプランターは柄の長い園芸道具を使用する場であり、地上レベルでの作業をする役割を担っている。また、オーバールックガーデンに設置してある深さ一五〇ミリメートルのステンレス栽培用なべの用意もあって、車椅子の利用者でも苗床作業ができるよう考慮されている。さらに、高さ三〇〇ミリメートルの軸足で支えられた苗床は、ステンレス格子で覆ってあり、目の不自由な人々のために用意されたものである。すなわち、目が不自由でも作業を行えるよう、苗木・種子を置くための目印として格子を設けたのである。

同様な配慮はコンテナーガーデンにも見出され、その中のプランターの一部に断続的な石灰岩の冠石が設置されており、目の不自由な人々のために役立つことを期待している。また、このほかにも、高さ四五〇ミリメートル・高さ五一〇ミリメートル・高さ六一〇ミリメートルの円形の粘土コンテナーが各所に多数用意されており、多くの人々にとって手近な植物栽培への参加を可能にしている。

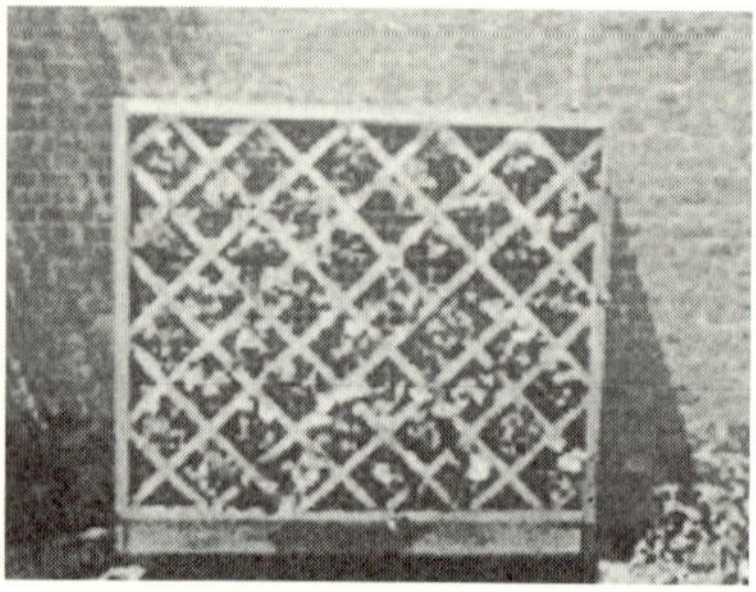

写真 20　イネーブルガーデンの垂直型プランター

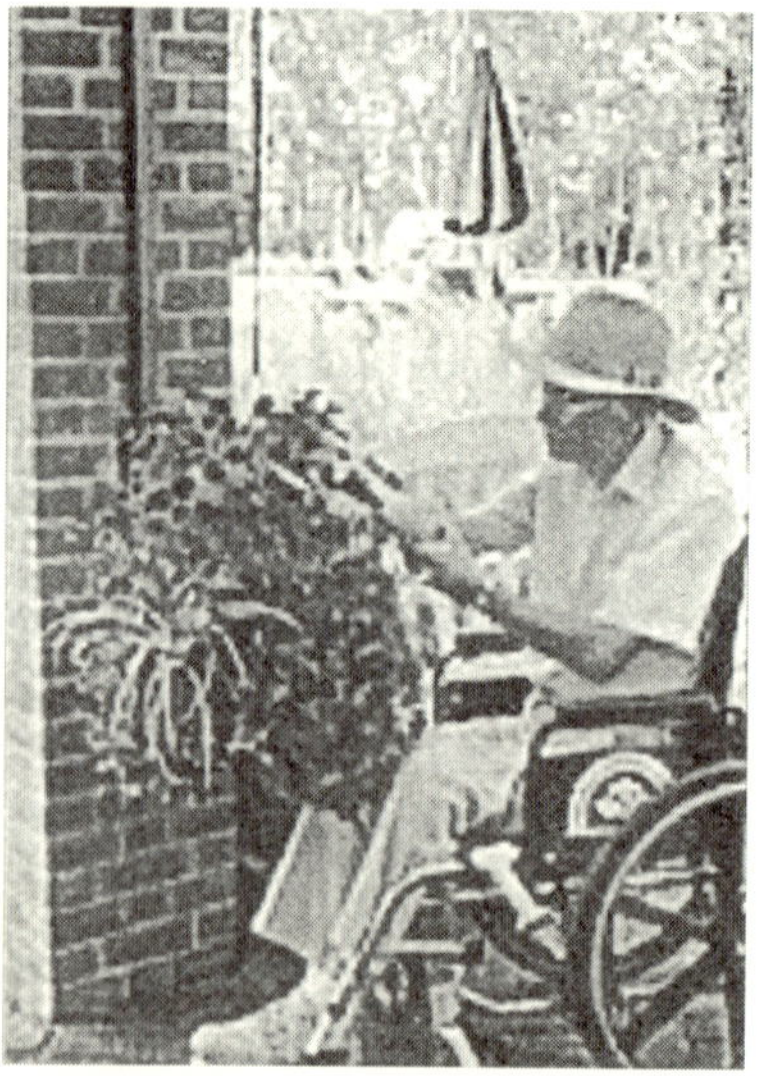

写真 21　イネーブルガーデンのハンキングバスケット

ギャラリーガーデン・オーバールックガーデンには、垂直型プランターが用意されており、季節の独特な色彩を楽しむことができる（写真20）。このプランターは高さ一・二～一・五メートルの木製で、多くの人々が容易に植栽の世話ができるよう、周囲の壁に掛けてあるパネルとの調和も考慮した構造にしてある。また、南パビリオンにはハンキングバスケットが用意されているが、特別仕様の滑車で自由に上下できる仕組みであり、色彩を添えるための特筆すべきもののひとつといえよう（写真21）。このように、多彩なプランター・バスケット・コンテナーが導入されているので、園芸活動の陳列ケースとしての役割を期待でき、園芸療法ガーデンを企画する場合の予備調査などに役立つことと思う。

ガーデンの付帯設備

イネーブルガーデンの付帯設備としては、トイレ・事務所・貯蔵庫などがあり、いずれも必須の要素として庭園の中の便利な設置個所を選定しておきたい。新しいビューラーイネーブルガーデンでは、この付帯設備の設置個所を北パビリオン区域に選び、トイレには幼児用のベッドも備えている。また、のどの乾きを癒す飲料水カランについては、すべての人々が飲みやすいよう二種の高さに設定するなど、きめ細かい対応をしているのである。

貯蔵庫には、屋外実習・特別行事などに使用する園芸作業器具や専門家が使用する特殊な道具とともに、テーブル・椅子などが収納されている。屋外作業の拠点となる個所に、流し台・下部の回転式の貯蔵箱・頭上のキャビネットなどを設置して、利用する人々への便宜を図っている。植物園のスタッフのために用意されている事務所には、庭園ボランティア・セミナー講師のためのロッカー設備も用意されており、イネーブルガーデンの働きを支えている。

このガーデンの中に設けられているベンチには、肘掛・背もたれのあるものを選んであり、日の差す個所・日陰の個所の双方に十分用意されているが、北パビリオン区域には六メートル角の白い天蓋を、南パビリオン区域には四・五〜六メートル角の白い天蓋を装備して、強い日光・悪天候に対処している。また、イネーブルガーデンにおいては、視力の弱い人々の作業を助けるため、採光への配慮が必要である。

したがって、正式な作業用の採光設備が必要な場合を想定して、北パビリオン区域にはコンセントを用意してあるので、スタンド式の移動照明を使用することができる。さらに、このコンセントは、調理・拡声器・屋外行事などにも役立つのである。そのほか、種々の付帯設備が用意されており、園芸療法ガーデンとしての働きを支えるなど、訪れる多くの人々に利用されることとなろう。

イネーブルガーデンの各種プログラム

新しく開設されたビューラーイネーブルガーデンでは、種々のプログラムを通して、訪れる人々に多くのメッセージを伝えている。そのプログラムを有意義にするため、専門家スタッフを支援するボランティアグループの協力があり、高度な訓練を受けたボランティアの人々が参加している。その人々は庭園士の資格をもっているが、何らかの障害をもつ人・高齢な人であることが多い。場合によっては、医学的な知識をもつ人・ソーシャルワーカーを経験した人も含まれているのである。

このボランティアグループは、多様な心身の障害・機能に及ぼす影響・障害者への支援など必要な知識の習得を終えた後、これらの受講者がプログラムに参加する場合の注意事項・適切な言葉使いについての訓練を受けることとなる。この準備によって、継続的な園芸活動がすべての人々にとって可能であること、庭仕事が人間生活において重要な地位を占めていることを理解できるので、ボランティアに参加している人々からの発信として受け止めたいと思う。このイネーブルガーデンで行っている各種プログラムを紹介すると、つぎのとおりである。

①無料の気ままなツアー：あらかじめ計画を立てていない人々のために提供されている無料の庭園ツアーであり、庭園内の特長ある個所を回る。

②有料の専門ツアー：保健・福祉関係者・建築家などのために用意されており、庭園の設計・構築を主眼とした専門的なツアーである。

③計画ツアー：計画を立てて参加するグループのために提供されており、庭園独自のシステム・園

芸の技法・園芸用の道具などの詳しい説明を受け、広範囲の個所を回るツアーなのである。

④個人のオーディオツアー：視覚障害をもつ訪問者が音声を聞きながら参加するツアーで、園芸の展示・設備の特徴を手で触れて理解することができるが、必要な機器は器具収納センターで入手すればよい。

⑤団体グループでの園芸療法プログラム：各地域の保健・福祉関係者一五名までのグループに対して行われるツアーであり、予約時に希望事項・年齢構成・機能障害の有無など必要な情報の提供を受けて、それにふさわしい園芸療法プログラムを用意する。このツアーには、植物展示に必要な維持法・植物の刈り取り・庭園産物の利用法（生け花・サラダ料理など）への実習も含まれている。この園芸療法プログラムへの参加は有料であり、イネーブルガーデンの運営費の一部を補っている。

⑥デモンストレーションカート：カートによるデモンストレーションが、植栽・園芸器具類の紹介のため、庭園の専門スタッフ・ボランティアにより毎日行われている。特別仕立てのカートが二台用意されており、一台のカートには種々の植物が植えられており、視覚のみならず触覚・嗅覚による触れ合いも可能である。もう一台のカートには園芸のための器具・道具が展示されているが、これらは人間工学に基づいて設計されているので、障害者が専門スタッフの指導を受けて選択すればよいのである。その場合には、障害の程度を考慮し、実際に身に付けてテストすること

も可能なのである。

ビューラーイネーブルガーデンでは，十分に検討した特色のあるプログラムが提供されており，最新の技術を取り入れた巧みな演出も準備されているので，目の不自由な人々・車椅子あるいは歩行器利用の人々・体を曲げられない人々・園芸器具類を握れない人々・精神に障害をもつ人々などに対し，植物との触れ合いを通して癒しの得られるよう支援を行っている。すなわち，これらの人々が美の創造を願って植物の成長に携わり，植物を愛する心を育て，生きるための活力が得られるよう，心を燃え立たせることも可能なのである。これが，新しいイネーブルガーデンを開設した，シカゴ植物園に付託されている使命かもしれない。

園芸療法ガーデンの構築

園芸療法を行う場合，実施するための環境を整備する必要があり，当然のことであるが健常者・障害者・高齢者・児童のすべてを対象にできる施設とし，社会弱者のみを対象とするような狭い概念での企画は望ましくない。もちろん，心身に障害をもつ人々が集いやすい場であって欲しいのであるが，多くの人々に愛され親しまれる条件を備えておきたい。ここで，園芸療法ガーデンの構築に関連する事項をあげ，検討してみることとしたい。

ガーデン構築の条件

園芸療法を行うために構築するガーデンの条件として、屋外に設置する場合を考えると、つぎのとおりである。

①障害をもつ人々の利用を考慮してバリアフリーにすること
②園芸療法の効果を考え木質材料で構築すること
③毒性のある植物の導入を避けること
④自然の素材を使用した庭園構成とすること
⑤ガーデンの土壌には黒土・腐葉土・ピートモス・堆肥などのみを使用し、化学肥料の使用を避けること

すなわち、素朴な庭園として構築すれば可であり、花卉本来の色彩を生かすなどの演出は必要であるが、見た目の華やかを追求しなくてもよいのである。また、農業生産の場ではないので、多種類の植栽を考慮することが望ましく、心身の癒しを主とする構成としておきたい。

最初に園芸療法ガーデンを構築する場合、その企画・施工への対応に戸惑うこともあろうが、まず前記の各条件を満たすことを考え、必要な園芸療法ガーデンへの構成を検討すればよい。つぎに、与えられた庭園の敷地を紙上に描き、各機材を切り抜いて図上での企画を進めるが、園芸療法

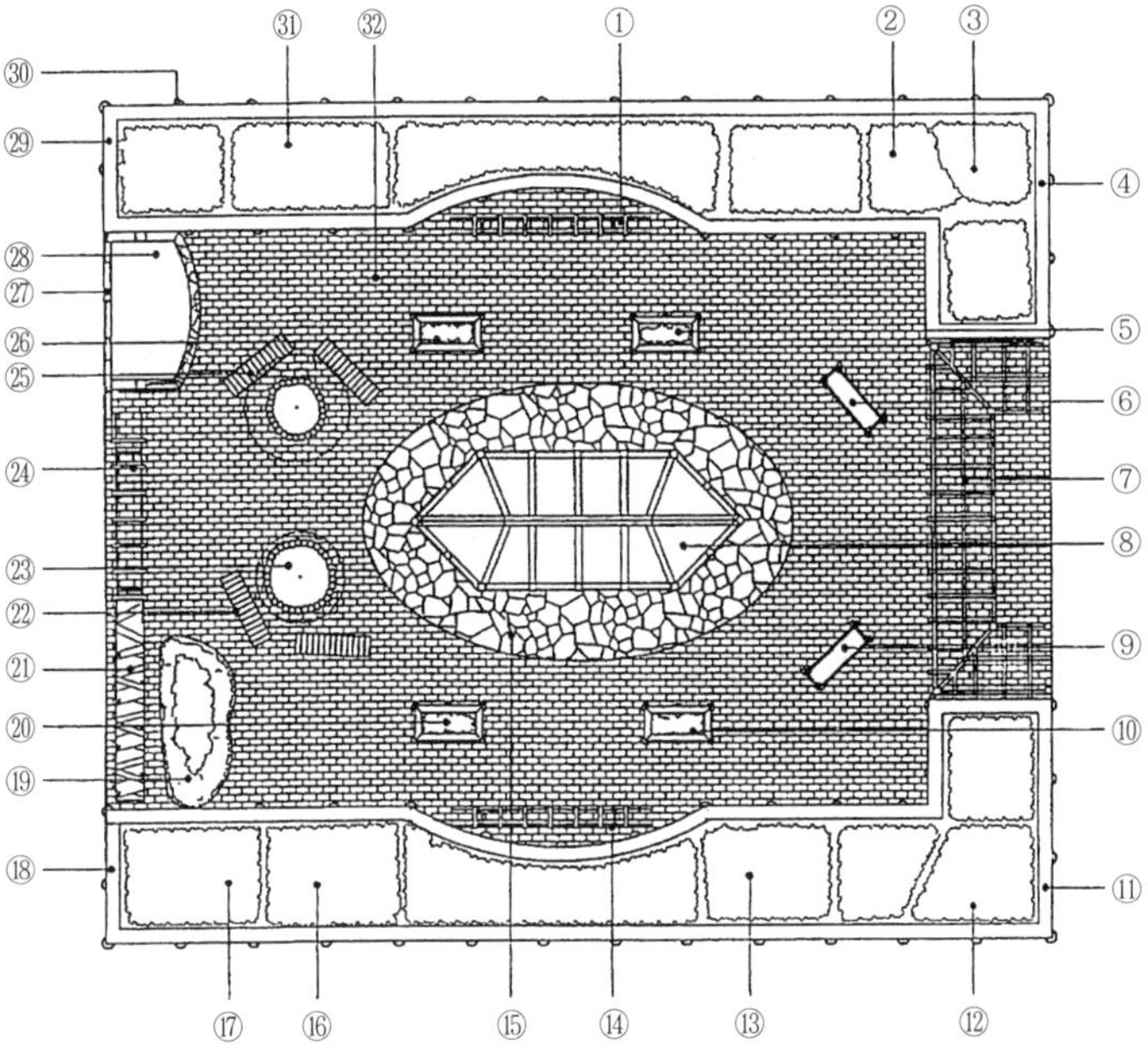

① 昇降ハンキング：H = 1 800
② 野菜苗
③ ハーブ
④ 木製レイズベッド：H = 600
⑤ 木製レイズベッド：H = 600
⑥ 垂直ガーデン
⑦ パーゴラ：H = 2 300　フジ
⑧ 育苗ハウス（木縁，ガラス）
⑨ 垂直ガーデン
⑩ 木製レイズベッド：H = 600
⑪ 木製レイズベッド：H = 600
⑫ ハーブ
⑬ 野菜苗
⑭ 昇降ハンキング：H = 1 800
⑮ 自然石乱貼り
⑯ 野菜
⑰ 野菜苗
⑱ 木製レイズベッド：H = 600
⑲ 芝敷き，花壇（中央部分）
⑳ 木製レイズベッド：H = 600
㉑ 生垣：H = 1 000
㉒ 木製ベンチ
㉓ 植栽スペース：丸太縁取り H = 200
低木果樹
㉔ パーゴラ：H = 2 200，w = 3 000
㉕ 木製ベンチ
㉖ 木製レイズベッド：H = 600
㉗ 塀：自然石乱貼り　H = 1 000
㉘ 池：自然石貼り　H = 50
ハス，ホウライ等
㉙ 木製レイズベッド：H = 600
㉚ 丸太　1/2
㉛ ハーブ
㉜ レンガ敷き

図 1　園芸療法ガーデンの配置例

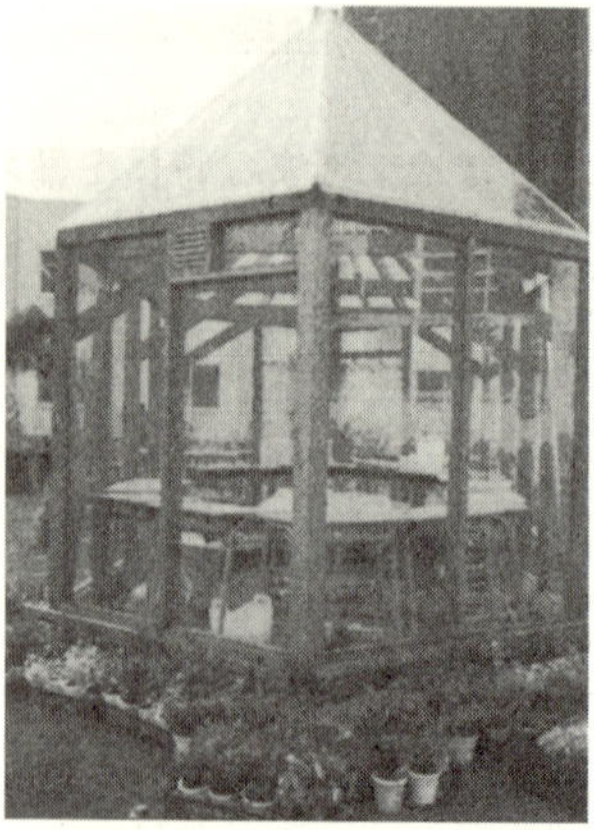

写真 23　育苗ハウスの例

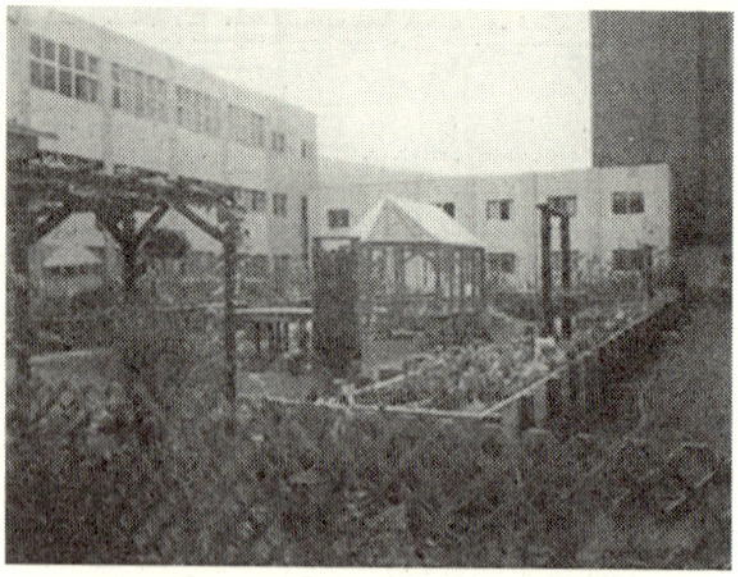

写真 22　大学構内の園芸療法
ガーデンの例

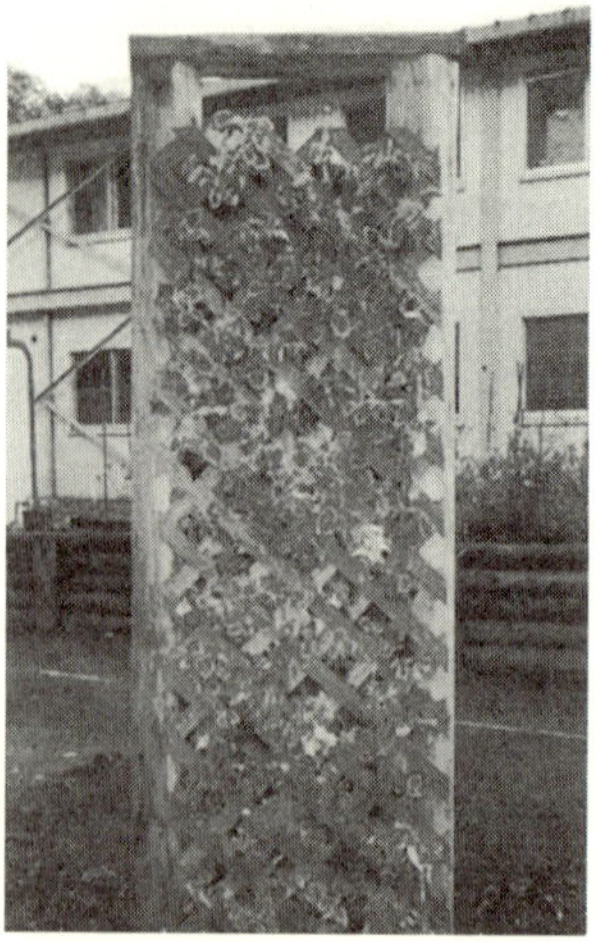

写真 25　垂直プランターの例

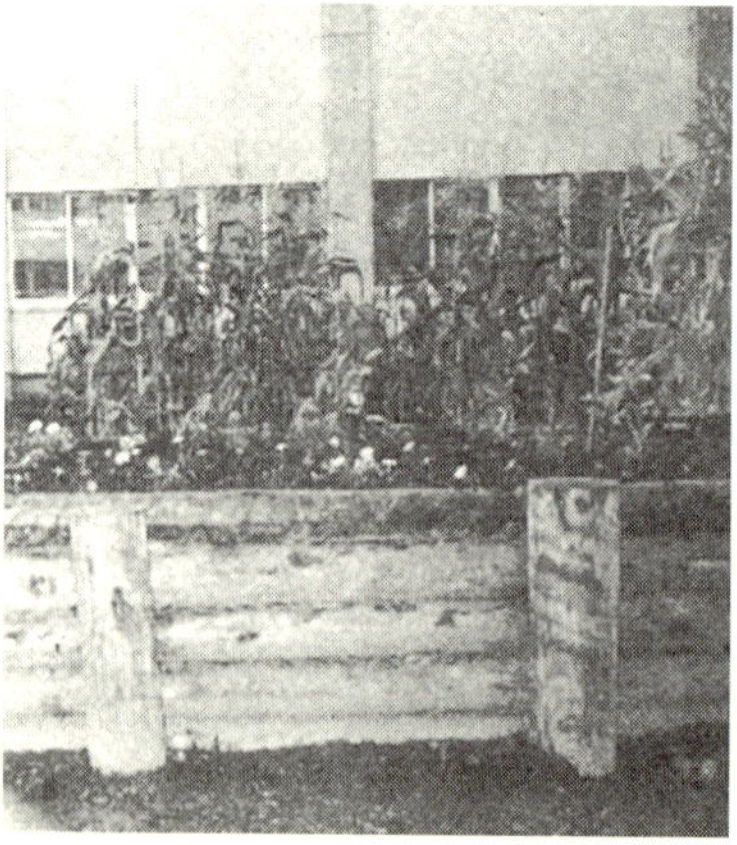

写真 24　レイズベッド苗床の例

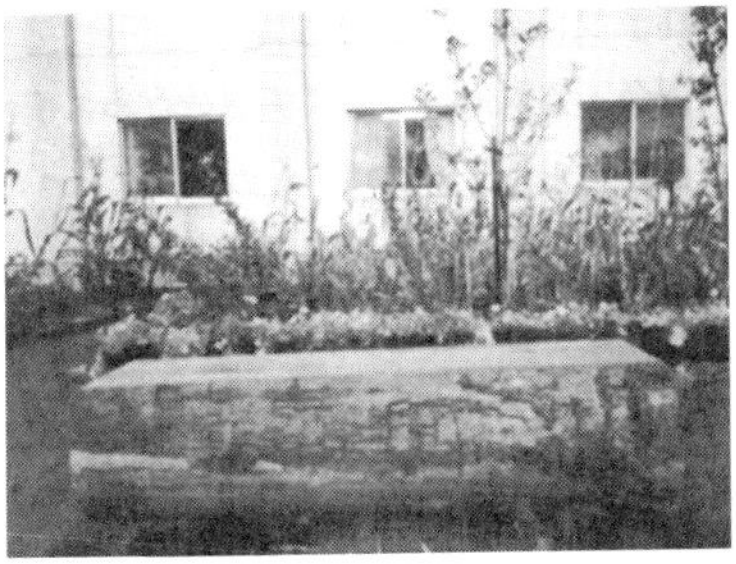

写真 27　ベンチの設置例

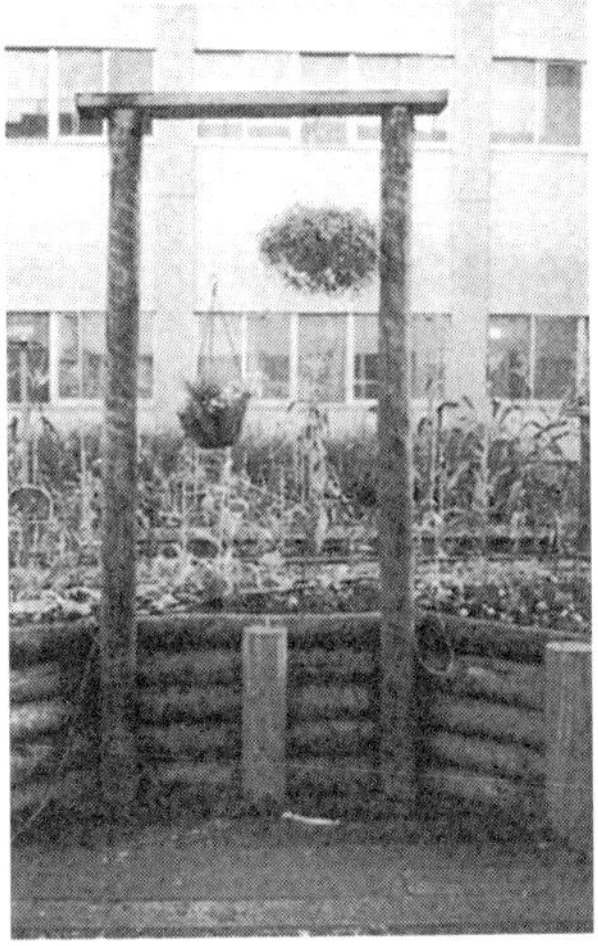

写真 26　ハンキングバスケットの例

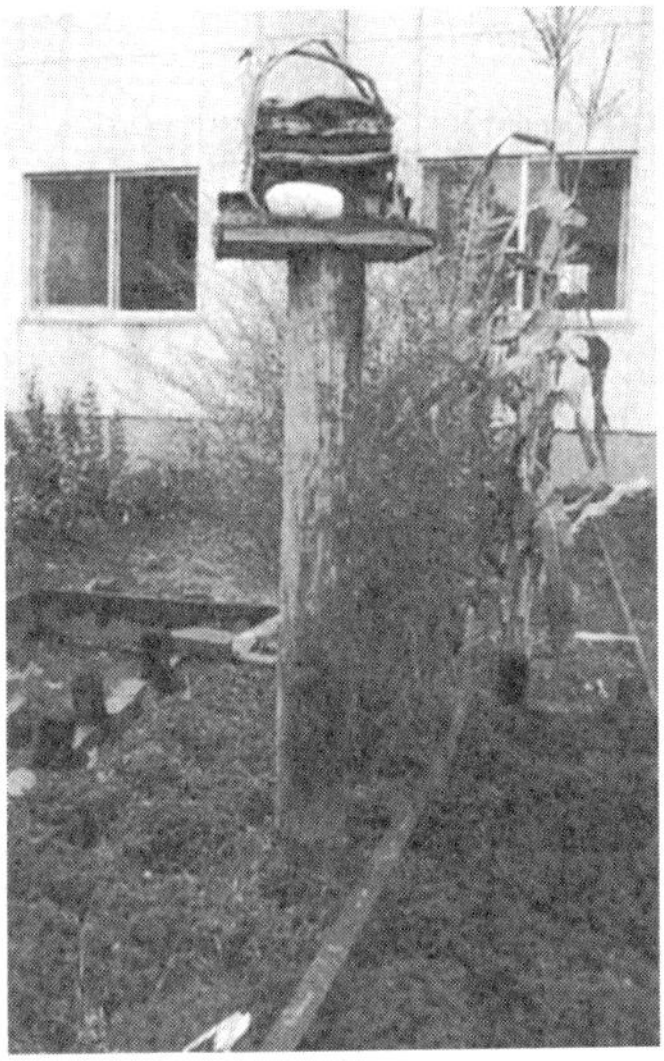

写真 29　巣箱の設置例

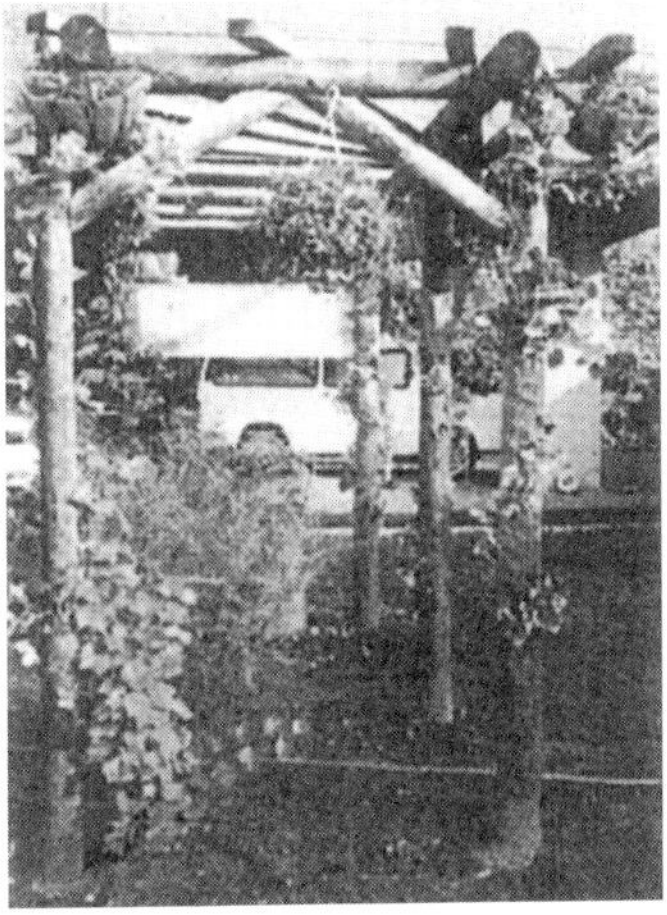

写真 28　パーゴラの設置例

のプログラム・人々の動き・資材の搬入路などを考慮して、すべての配置を決定する。ここで、筆者らの一人が構築し、教育実習にも使用している園芸療法ガーデンの例を紹介することとしたい（図1）。すなわち、大学構内の敷地であるため、必ずしも十分の面積が確保されているとは限らないが、一二メートル×一二メートルの範囲に苗床・ハンキングバスケット・パビリオン・ベンチなどを配置し、園芸療法士の教育に十分な条件を備えた構成なのである（写真22～29）。

この園芸療法ガーデンのほかにも、積雪寒冷地向け園芸療法温室を設置した例があり、NPO法人日本園芸療法士協会の関係者による企画で、園芸療法の実施・園芸療法士の教育・各種セミナーの開催を考慮した設備の施工を済ませている。当然のことであるが、今後は四季を通じて園芸療法ガーデンを利用するために、適切な構造の温室を導入しなければならない。したがって、温暖地・積雪寒冷地のいずれにも、十分に対応できるガーデンの構築方式を探り、園芸療法の普及に努めていただきたい。

ガーデン構築に必要な機材

園芸療法の実施・園芸療法士の教育に必要な機材を考えると、つぎのとおりで必要に応じての選定が望まれよう。

①高くした苗床：作業者が腰を曲げたり、手をあまり伸ばす必要のない高さに設定した苗床で、庭

仕事が容易になる。

②ハンキングバスケット：作業者の状況に合わせて高さを調節できるバスケットであり，作業終了後には高い位置にして，展示を行うことができる。

③パビリオン：周囲・上部ともに透明な構造とし，実習・ワークショップに利用する。

④垂直ガーデン：立ったままで作業できる位置に苗床などを設け，植物・野菜などで満たされ，手で触れることのできる代表的な施設である。

⑤池：水辺に接するだけでなく，水性植物に触れる機会も得られる。

⑥つくばい：水の音に耳を澄ませることで，高い癒し効果が期待される。

⑦育苗ハウス：苗を育てる施設であり，木質材料により構築する。

⑧温室またはビニールハウス：四季を通じての園芸療法の実施・園芸療法士の教育・セミナー開催などのほか，社会参加の諸活動にも利用する。特に，積雪寒冷地では温室の構築が望まれる。

⑨日傘：強い日差しを遮り，日陰の部分をつくる。

⑩パーゴラ：植物でつくるアーチであり，これを透かして注ぐ日光と陰の存在は，心身の弱っている人々に安心感を与える。

⑪小鳥の巣箱：自然環境の実現を意識して，小鳥が集まるよう餌を用意しておく。しかし，小鳥が何時も現れるとは限らないので，小鳥のさえずりをスピーカーで流してもよい。

⑫ベンチ：休憩に利用するが、癒し効果を期待して木製とし、木陰などに置いて人々に安らぎを与える。
⑬チップロード：庭園の通路にチップを撒いて、木の香りを楽しむと同時に、足もとで心地よい感触が得られる。
⑭園芸作業台：庭仕事の準備・器具の整備など必要な作業を行う場である。
⑮貯蔵庫・資料庫：園芸療法のための器具・道具の保管、関係資料の整備・保管を行う施設である。

このような機材を有効に使って園芸療法を行うこととなるが、障害をもつ人々でも庭園を訪れ植物と触れ合うことにより、癒し効果が得られるのである。また、健常者も積極的に利用することにより、日常の忙しい雰囲気から隔離され、癒し効果によって活力を取り戻すことができよう。

園芸療法に適する植物の選定

園芸療法のためには、人間の五感に適当な刺激与える植物を選定するが、毒性のあるものは避けなければならない。農業活動であれば、経済性の確保が最優先されるので、ある一種類の作物を時期に合わせて大量に植え付けるが、園芸療法ではこれと異なる方針で植物の栽培を行うこととなる。すなわち、多種類の植物を同時に植え付け、色彩を楽しみ手で触れての癒し効果などを期待するのである。場合によっては、マリーゴールドを植えて害虫駆除を行うなど、種々の工夫が必要かもしれない。

植物の選択に際しては、生育の早い野菜園芸植物・色彩を楽しむ花卉園芸植物・果物を楽しみ日陰を提供する果樹園芸植物・五感を刺激するハーブ園芸植物など、園芸療法ガーデンの機材・配置を考慮して決定することとなろう。場合によっては、育苗ハウスあるいは苗床での作業と連携しての選定・積雪寒冷地での温室利用時の選定・参加する人々の希望による選定・園芸療法士の教育のための選定など、その状況に応じた配慮が必要なのである（写真30、31）。

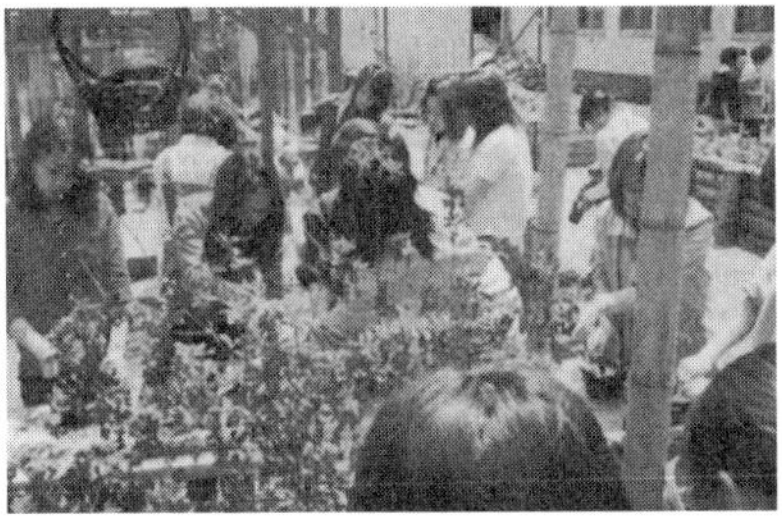

写真 30　園芸療法の授業風景

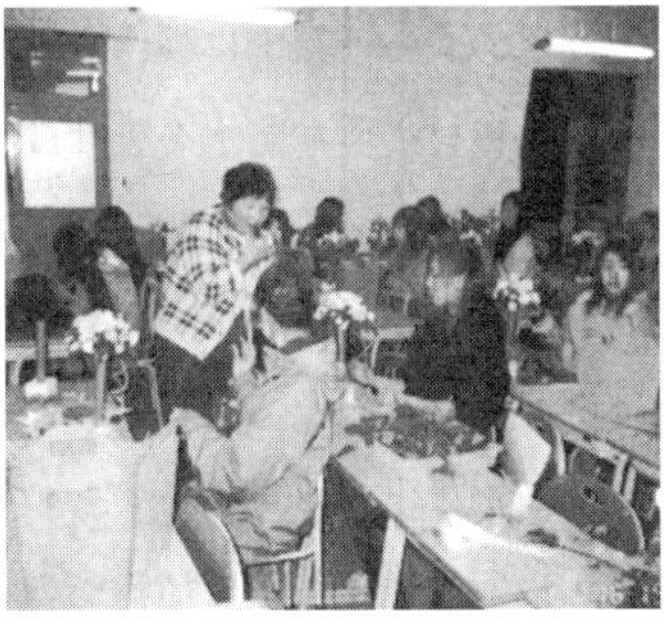

写真 31　ブーケ製作指導の例

適切な年間計画を立案し、時期に応じた植物を採用することで、効果のある治療・教育が行えるよう期待している。もちろん、園芸作業に初めての人々でも容易に扱え、生育の比較的早い種類が望ましく、色彩も豊かな植物など楽しめる条件に合う植栽の配置も考慮した構成にしたい。

園芸療法ガーデン併設への提案

現在使用中の諸施設に園芸療法ガーデンを併設すれば、経済性を考慮しつつ人々への癒し効果が容易に得られるので、園芸療法の普及を考え是非とも検討していただきたい。最近、都市環境の整備に植物の効用が認められ、大型建築物の屋上の緑化が冷房用エネルギーの節減に有効であるなど、多目的な庭園の企画も始められているので、園芸療法ガーデンの導入による新しい都市づくりを目指すことも必要かもしれない。ここで、幾つかの提案を示し参考に供することとしたい。

①社屋に設ける場合：建物の屋上などを利用して園芸療法ガーデンを併設すれば、社員への癒し効果が直ちに期待される。また、盛夏時の冷房エネルギー節約効果もあり、防水工事の費用と相殺される可能性があろう。

②個人住宅に設ける場合：多少狭い条件であっても、既設の庭園の一部を利用して、レイズベッド・小規模の育苗箱・垂直ガーデンなどを配置すれば、十分の癒し効果が得られよう。このような小規模のガーデンでは、植物を見下ろすのではなく、高さへの配慮が必要であり、作業の容易

な腰の高さにある植栽・児童の触れ合いやすい高さの植物・植え替えに便利な位置の苗床など、効果のある配置が望まれる。イギリスでの例を紹介すると、小さな透明の育苗箱・一人が入れるだけの小規模育苗ハウスなどの設置がみられ、四季に応じた花卉を育てており、交互に植え替えて楽しんでいる。わが国の庭園では、苗を購入しての植栽が普通であるが、種から育て植物の生長過程に接することが、園芸療法の基本であると理解して欲しいのである。

③障害者・高齢者の施設に設ける場合：わが国における障害者・高齢者の施設では、内部のバリアフリー・外観のデザインなど優れた点が多いものの、屋外の環境整備に関心を抱いているようには思えない。すなわち、施設を取り巻く自然環境に頼りすぎているのではないか。屋外の環境が人々に与える影響の大きいことを知るならば、例えば園芸療法ガーデンの併設などについて考えておきたい。このような施設があれば、植物に触れ合うことで癒し効果が得られ、園芸活動に参加することによる楽しみも体験できるのである。

④教育現場に設ける場合：幼稚園・小学校・中学校などの教育現場は、人格形成の場といわれているが、最近の悲しい犯罪の低年齢化を思うと、園芸療法ガーデンの併設によって、心身の正常な発達への援助を行って欲しいのである。また、知識教育の弊害を少しでも和らげるため、高校・大学・大学院の教育現場にも、園芸療法ガーデンの併設による癒し効果の機会を与えたいと考えている。したがって、この支援を効果的にするために、園芸療法士の養成を考慮した園芸療法ガ

ーデンの併設も急務であり、各方面での努力が要請されよう。

⑤病院施設内に設ける場合：病院施設の内外部の環境は、病気の人々にとってふさわしい状況であろうか。治療を目的にするのみならず、周囲環境への配慮も大切なのである。入院中の人々が受ける悲しさを和らげるため、病院の中庭・窓外の景色を眺め、少しでも心が晴れるよう配慮できることが望まれる。このことを考えると、病院施設内に園芸療法ガーデンが併設されているならば、白い壁に囲まれている入院中の人々に癒しを与える場ともなろう。もし、適切な園芸療法プログラムが用意されていれば、リハビリ効果を目的とする園芸作業に参加できるので、心身の障害が軽減され希望と勇気も湧いてくるのである。植物の緑は、人々の免疫力向上を助け、病状を和らげるとともに、病後の生活を充実させる効果もあって、さまざまな利益を人々に与えてくれるといえよう。

⑥刑務所・少年少女更正施設に設ける場合：米国の例を紹介すると、罪を犯した人々に対して、園芸療法の適用が試みられているが、職業訓練・人間成長に効果ありとされている。この園芸療法は、未成年・成年ともに適用されており、入所者の自己確立・日常生活の改善・責任感の向上・人間関係の回復・達成感の取得が目的なのである。同時に、カウンセリングによる矯正指導も行って、更正への対応をしている。この園芸療法の実施には、園芸療法士による週一回程度のボランティア活動の支援もあって、その効果をあげている。

わが国の施設には、園芸療法ガーデンの設置はないものの、女子刑務所では生け花・フラワーアレンジメントをボランティアの支援で行っており、併設されている農場でタマネギ・キャベツなどの植付け・収穫をしている場合もある。しかし、庭園設置への配慮は少なく、通路脇の花卉栽培があるのみで、色彩を楽しむ試みはあまりないといえよう。罪を犯した人々の収容施設とはいえ、更正の効果をあげるためには、周囲環境の整備も大切なことと思われる。すなわち、収容されている間に、絶え間ない監視・緊張感の連続・複雑な心理状況などから、内面に秘められた怒りが蓄積することもあるので、これを和らげる園芸療法などの適用が望まれよう。これらの人々の更正を考えるならば、植物との触れ合いは最も効果があると思われる。それは、社会での失敗の経験を乗り越える活力を与えることにも繋がるのである。

以上のように、種々の施設に園芸療法ガーデンを併設することによって、園芸療法の効果を実証して、その普及に努めていただきたい。当然のことであるが、植物との触れ合いは老若男女すべての人々に癒し効果を与えるものであり、健常者・障害者の区別なく園芸療法に参加して欲しい。昨今の複雑な社会活動を考えるならば、心身に癒しを得るための施設が普及するよう、多くの人々に理解され支援されることが必要なのである。

4　積雪寒冷地向け園芸療法温室

積雪寒冷地での園芸療法の考え方

植物との触れ合いにより人々に癒し効果を与える園芸療法は、四季を通じて行う必要があるものの、積雪寒冷地の冬季については特別な対応が望まれる。すなわち、温暖地では屋外施設のみで十分かもしれないが、積雪寒冷地では温室の設置が必須条件であり、園芸療法に適する構造が期待されよう。また、園芸療法の効果を考えると、木質材料にて構成することが望まれ、従来の金属製の温室と異なるコンセプトでの設計が必要なのである。米国の状況を調べてみると、園芸療法温室は必ずしも寒冷な季節を目標に利用されているとは限らず、温暖な季節でも外部気候に影響されないので、四季を通じて園芸療法の実施に活用されている。

今後の園芸療法に関しては、地域・季節・気候のいかんにかかわらず、最も効果のあるプログラムを模索して、参加する人々への癒し効果が向上するよう期待したい。そのためには、温室設備の導入が必要であり、条件の悪い積雪寒冷地が先鞭をつけて実例を示し、園芸療法温室の普及に努めたいと考えている。

温室の構造については、欧米と異なる耐震性・積雪荷重などへの対応・障害のある人々への配慮を行って、園芸療法の実施・園芸療法士の教育に利用する温室の設計・施工を実施すればよいのである。当然のことであるが、十分な採光・適切な換気・内部の温度管理を行うことが、温室の必要条件であることを理解して、温室を設置しなければならない。園芸療法の効果を考えると、外観と内部構造の影響も大きいので、人々の心を和らげる色彩・材質の選定にも十分配慮しておきたい。

園芸療法ガーデンに設置することを主目的とする温室であり、他の温室と異なる仕様が当然であると考え、新しいコンセプトでの設計が必要であろう。ここでは、NPO法人日本園芸療法士協会の関係者が企画した園芸療法温室を紹介し、参考に供することとした（写真32、図2～4）。

すなわち、木質材料を主とした構造で全面からの採光を考慮する必要があることと、積雪寒冷地の温室として必須条件の冬季降雪への対応について十分な配慮をした設計なのである。

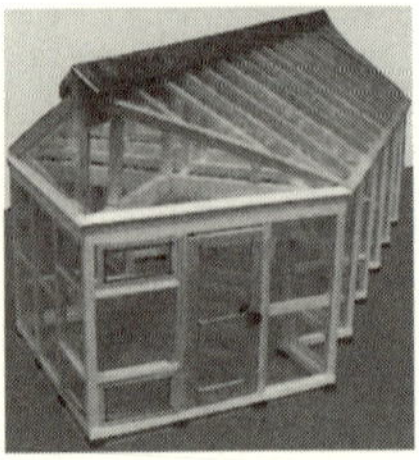

写真 32　積雪寒冷地向け園芸療法温室模型

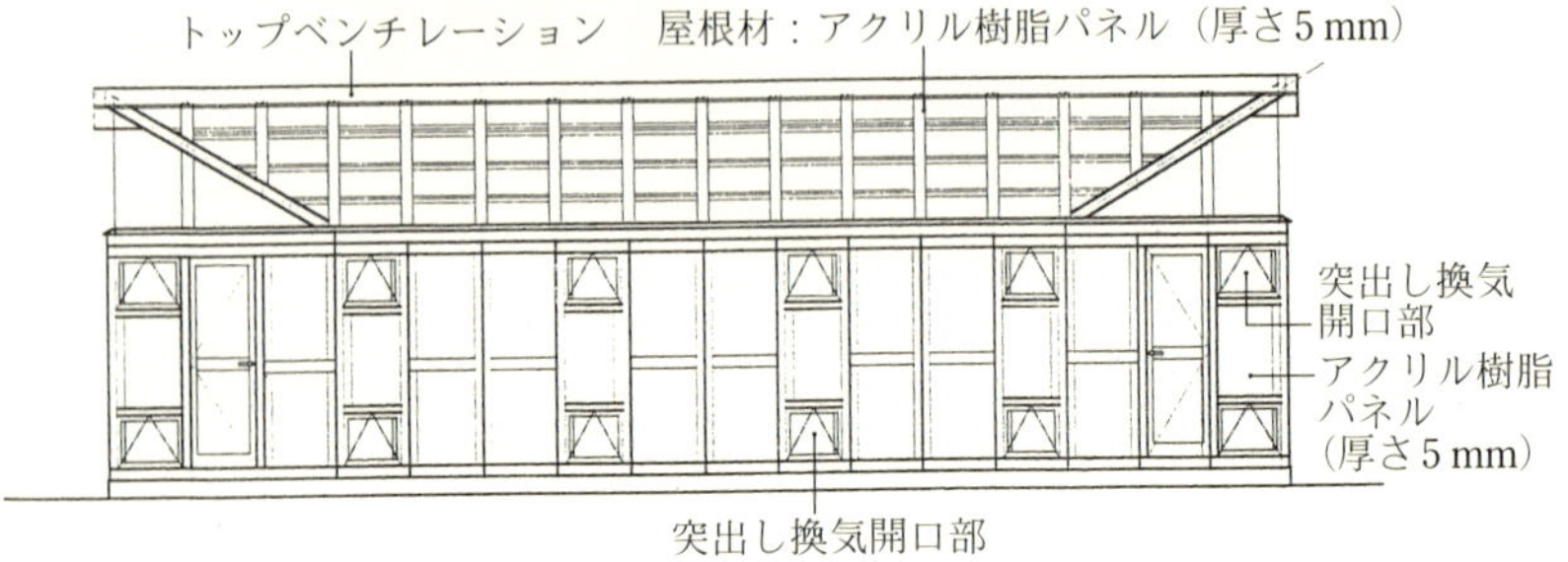

図 2　積雪寒冷地向け園芸療法温室側面図

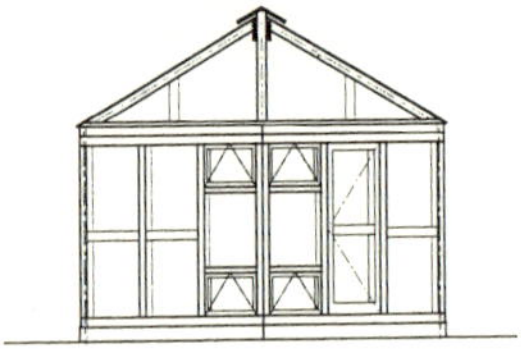

図 3　積雪寒冷地向け園芸療法温室正面図

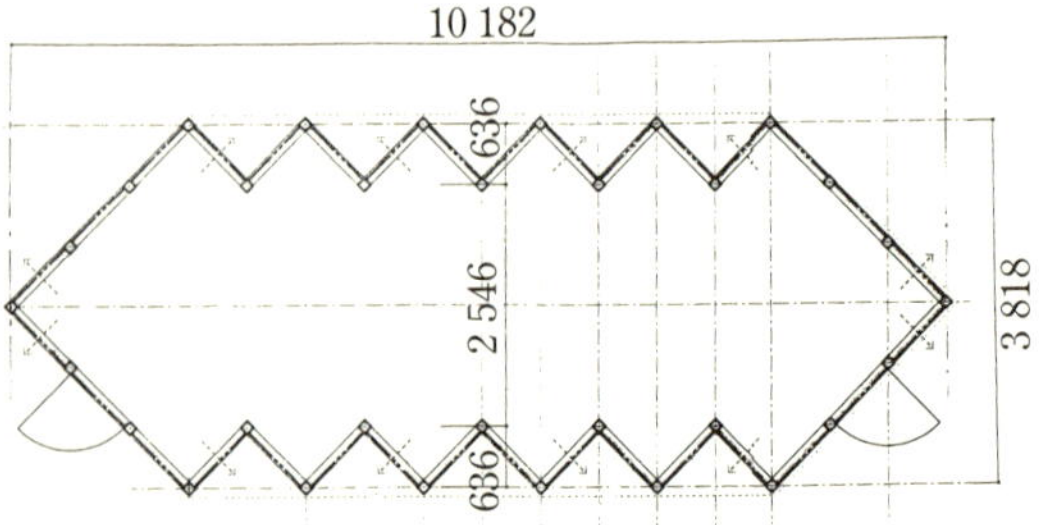

図 4　積雪寒冷地向け園芸療法温室平面図（単位：mm）

代表的な園芸療法温室の紹介

積雪寒冷地の札幌に構築した園芸療法温室の実例を紹介するが、この温室はNPO法人日本園芸療法士協会の関係者が企画したものである。設計・施工も同協会の関係者により行われ、ほかに例のないユニークな構造の温室として完成したが、園芸療法の実施のみならず園芸療法士の教育実習にも利用されている。温暖地と異なる積雪寒冷地向けのため、積雪荷重への対応とともに内部温度保持の気密構造も必要であるが、園芸療法の効果を考え木質材料での構築となっている。

したがって、従来の金属製と異なる構造であり、耐震性を考慮のうえ側壁をジグザグ構造の自立型とし、障害者への配慮から厚板プラスチック張りとするなど、種々の工夫をこらしている。

このジグザグ構造の自立型側壁は、周囲の壁のみで耐震性を確保でき、基礎についても農地利用を考え、連続基礎に代わる束石基礎でも可の条件を確保している。また、通常のガラス張りは汚染にも強く経済的であるが、障害者の利用も考慮すると破損時の問題点があるのでプラスチック張りとしたのである。周囲・天井ともにプラスチック張りで、一様な採光が確保されるので、植物の生育・参加者の作業に十分な構造であろう。しかし、積雪への対応・上部からの排気のため、天井の一部は金属板で覆ってあるものの、ごく一部のみで差し支えないものと思う（写真33～35）。

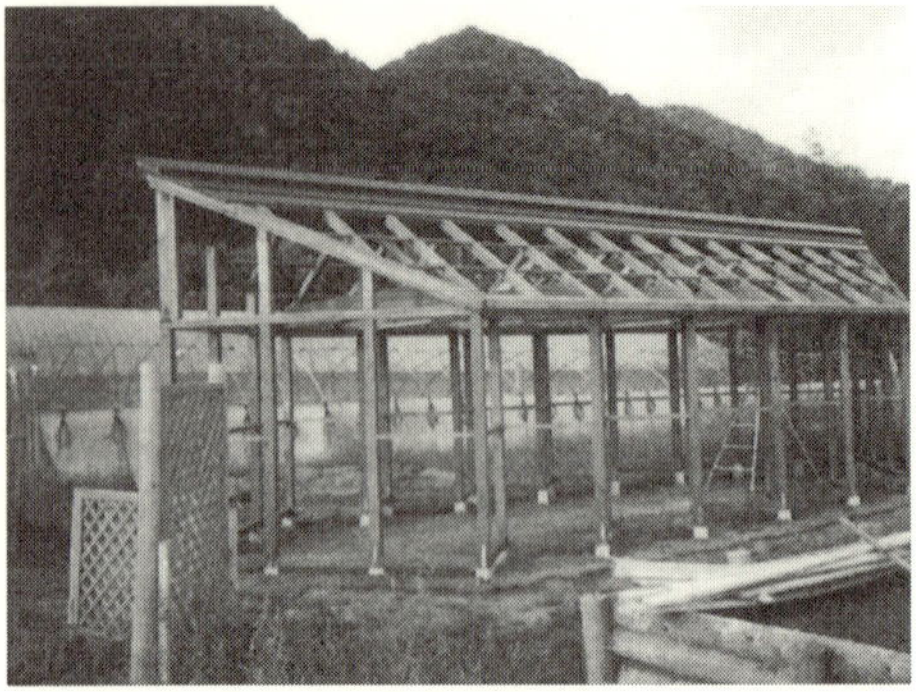

写真 33　積雪寒冷地向け園芸療法温室建設現場側面

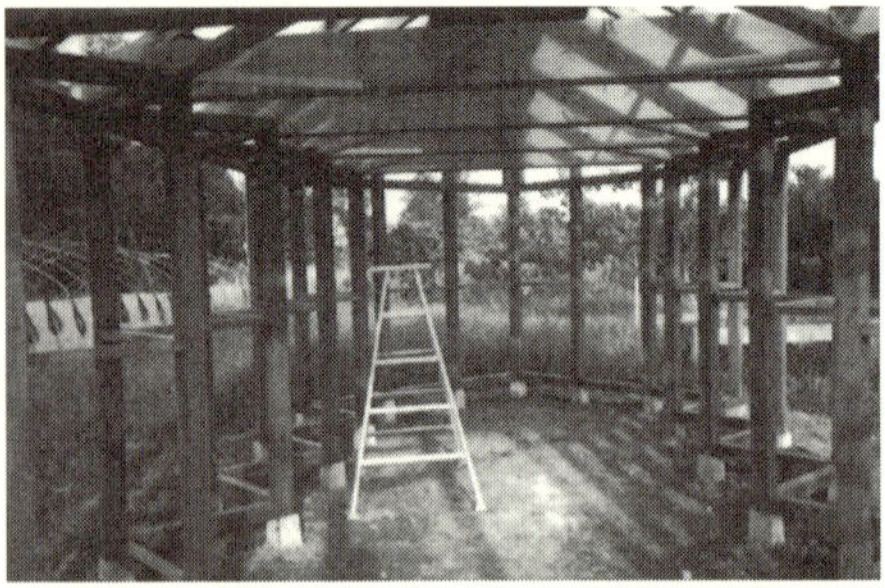

写真 35　積雪寒冷地向け園芸療法温室建設現場内部

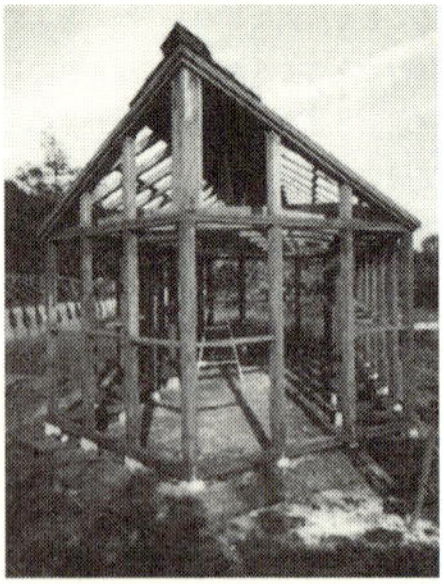

写真 34　積雪寒冷地向け園芸療法温室建設現場正面

春季・秋季における温室の通風は、側壁の開口部・屋根の開口部によって確保されるが、夏季あるいは多数の人々による教育実習の際には、強制通風も考慮する必要があろう。積雪寒冷地での園芸療法の実施時には、内部暖房が必要であるが、植物の生育が主目的ではないので、簡便な暖房機の導入で十分と思われる。しかし、冬季でも晴天の日中では内部温度の上昇があるので、温度調節のため換気が必要であり、側壁・天井の開口部を利用することとなろう。また、フラット壁の場合にみられる積雪による採光障害は、ジグザグ構造壁の三角空間による採光によって緩和され、冬季の雪面反射の利用効果も加わり大幅に改善されることがわかった。

一方、温室を構成する木質材料については、市販の標準品で可とする設計であり、内部構造のソフトな構成と木質固有の価値を生かせるよう、単純な木組を採用したのである。

以上のように、園芸療法にふさわしい温室として構成してあるので、今後の園芸療法ガーデンの標準機材として、各地での採用を期待している。

園芸療法温室への期待

園芸療法の先進国である欧米では、セミナー開催などに四季を通じて温室設備を活用しているが、わが国における現状では、園芸療法のための温室導入は今後の課題かもしれない。しかし、園芸療法の普及を考えるならば、園芸療法の季節を問わないプログラムの企画と実施が必要であり、心身に障害をもつ人々への対応を常時可能とする場の確保が望まれよう。この要望に対処するには、欧米で設置済みの園芸療法温室への設計・施工に対する検討を行い、空調設備の導入も考慮して、温暖地・積雪寒冷地の区別なく四季を通じて園芸療法への途を開いていただきたい。

都市生活空間への新しい試みとして、従来の便利さのみの追求から、心豊かに過ごせる空間・心に癒しが得られる空間の確保へと転換を行う場合には、園芸療法の場として温室設備を導入できないかと考えている。単なる緑豊かな環境設定に留まらず、専門の園芸療法士の活躍も期待して温室設備の構築を行い、都市再生への途を開くことを模索して欲しい。将来の園芸療法は、老若男女すべての人々・健常者・障害者の区別なく普及して、心の安らぎを求め豊かな生活を満喫できるよう、発展するものと思う。そのためには、園芸療法の機材開発が必須の条件であり、そのひとつとして温室設備が含まれており、従来と異なる専門知識に支えられた開発が望まれよう。

NPO法人日本園芸療法士協会の関係者が構築した積雪寒冷地向け温室は、園芸療法ガーデンの施設として利用されているが、その近辺は自然環境の豊かな場所であり、近くに緑の山麓が展望され心が癒される条件が備わっている。したがって、園芸療法ガーデンの雛型として、多くの人々に見ていただくとともに、園芸療法士の教育施設のサンプルとして公開したいと考えている。

5　園芸の基礎

園芸の考え方

園芸は農業の一部門であり、野菜・果樹・花卉を栽培し、その生産物を利用するための作業であるが、Horticulture の訳語に由来している。その語源は、ラテン語の Hortus（囲い）と Culture（栽培管理）の組み合わせで、一九七六年にロブシェイドが編纂した English and Chinese Dictionary にある Horticulture を園芸・種園之芸と訳したことに始まる（写真36）。この園芸の用語は、垣根・柵で囲った土地に農作物を集約的に栽培する意味に使われており、生産物の種類によってつぎのように分けられている。

①産業生産園芸：農業の一部門であり営利を目的として行われ、市場園芸なのである。

②家庭園芸：趣味・健康保持を目的として行われ、自給園芸なのである。

すなわち、園芸療法との関連を考えると、社会活動への参加を考慮すれば産業生産園芸がその範疇に入り、個人活動・生活向上を考慮すれば家庭園芸の範疇に入るものと思う。

野菜園芸

野菜園芸は、主として副食物となる草本植物を栽培する目的で行われ、山菜などの野生植物・茸類の栽培も含まれよう。食用となる部分によって、つぎのように分けられている。

①果菜類：トマト・ナス・ピーマン・キュウリ・スイカ・メロン・カボチャ・エンドウ・エダマメ・インゲン・イチゴ・スイートコーンなどである。

②葉茎菜類：キャベツ・ハクサイ・ホウレンソウ・レタス・シュンギク・ネギ・タマネギ・アスパラガス・セロリなどである。

③根菜類：ダイコン・カブ・ニンジン・ゴボウ・バレイショ・ヤマイモ・ユリ・サツマイモなどで

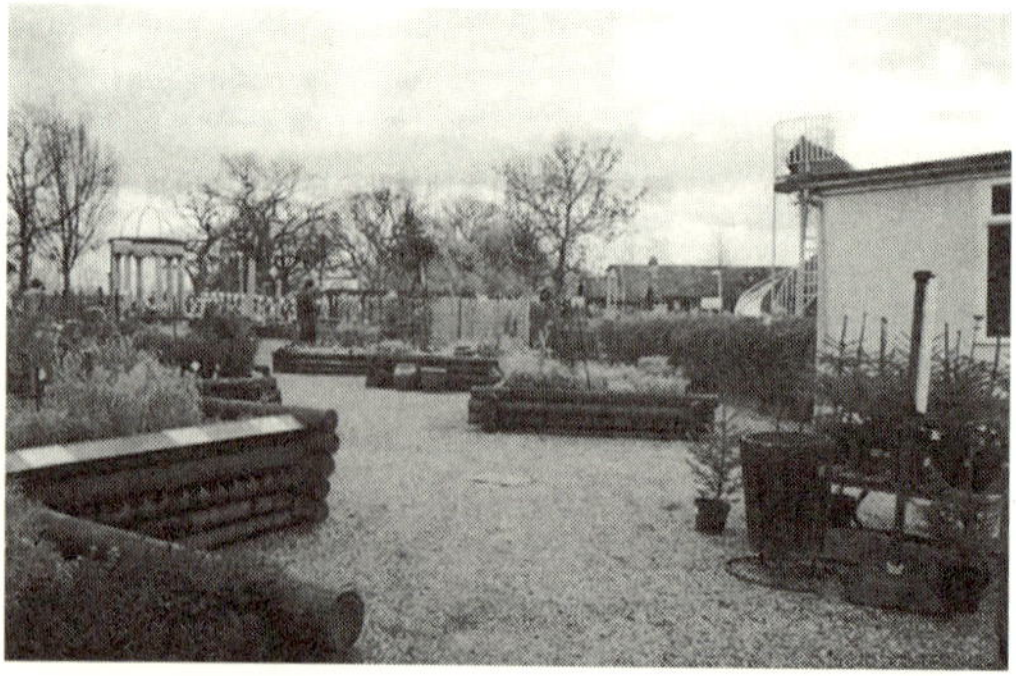

写真 36　イギリスのレイズベッド庭園

ある。
④菌類：シイタケ・マイタケ・シメジなどである。

果樹園芸

食用となる果実・種子をつける果樹を栽培する目的で行われ、樹木の種類によって、つぎのように分けられている。
①高木落葉果樹：リンゴ・ナシ・モモ・ウメ・スモモ・オウトウ・カキ・クルミ・イチジクなどである。
②高木常緑果樹：ミカン・ビワ・オリーブなどである。
③蔓果樹：ブドウ・キウイなどである。
④低木果樹：グスベリー・カーランツ・ラズベリー・ブルーベリー・クランベリー・ハスカップなどである。
⑤熱帯果樹：バナナ・パパイア・マンゴー・アボガド・ココヤシなどである。

花卉園芸

花卉は、草木・木本いずれの花も含み、通常は鑑賞植物を指しているが、この栽培を目的として行うのが花卉園芸なのである。一般に、植物の種類により、つぎのように分けられている。

①一・二年草類：アサガオ・アスター・キンセンカ・ヒマワリ・コスモス・パンジー・ホウセンカ・スミレ・ナデシコ・カーネーション・ケイトウなどである。

②宿根草類：デージー・キク・オダマキ・シャクヤク・フクジュソウ・スズラン・ハナショウブ・ワスレグサ・リンドウ・キキョウなどである。

③球根類：アマリリス・スイセン・ヒヤシンス・チューリップ・ユリ・クロッカス・グラジオラス・カンナ・ダリアなどである。

④花木類：バラ・ユキヤナギ・アジサイ・ライラック・ボタン・フジ・ツツジ・ラベンダーなどである。

⑤庭木類：イチイ・マツ・シラカバ・カエデ・ナナカマドなどである。

⑥温室植物類：シクラメン・クンシラン・アザレア・サイネリア・グロキシニア・ベゴニア・ラン・多肉植物・観葉植物などである。

以上の園芸植物の有効利用を目的として、収穫から消費までの問題点を解決する必要がある場合、園芸利用学の分野にて検討することとなろう。その場合には、生産・収穫・貯蔵・加工・流通に分けられるが、各々専門分野での調査・研究が必要となろう。しかし、園芸療法に際しては、植物の生産を主としていないので、利用の面での対応は考慮しなくてもよいのである。

造　園

花卉を育てる家庭の庭づくりから始まって，生活環境を維持・管理する目的で行われる広範囲の作業にまで及んでいるので，公園・街路を含めて都市計画を行う場合，工業基地の緑化を進める場合など，大規模な企画にも関連することとなろう。

一方，最近になって考慮されるようになった園芸療法ガーデンの構築もあり，従来と異なる観点からの造園への取組みが必要なのである。この園芸療法ガーデンは，人々の医療・福祉を支え新しい都市生活環境を構築する施設として，園芸療法士の支援の下で企画・施工して欲しいと思う。今後の豊かな生活環境を維持し，健常者・障害者の区別なく利用するため，単なる児童公園のような都市設備の構築を止め，ここで提案しているような広義の緑化計画を進めていただきたい。

園芸の特色

園芸を行うに際しては，その特色をよく理解するとともに，植物の生育環境との関連を調べ，効果のある作業をしなければならない。特に，園芸療法を行う場合には，生産活動が主でないことを考慮し，人々への癒し効果に焦点を当てた検討を行っておきたい。また，積雪寒冷地での園芸療法を実施する場合には、温室の利用が必須であり、四季を通じての作業を可能にしておきたいのである。ここで、園芸に関しての特色を列記してみると、つぎのとおりとなる。

集約的な作業

一定の面積に投入される費用・労力が多く、収穫の成果も大きい。一般に、野菜・花卉など生育期間の短いものを選んでおり、多毛作・間作を行っているが、高齢者・女性などにより支援されている場合もある。

細かい作業技術が必要

育苗時の周囲環境・栽培管理・栽培法などによって、園芸の成果に大きな差が出るので、作業技術への習熟が必要である。例えば、園芸植物の繁殖のための挿し木・接木などについての技術習得が必要であり、基本的な園芸実習への参加が望まれよう。

園芸植物は多品種

園芸に関する植物の品種として日本園芸学会で取り上げているものは、野菜で一五〇種・果樹で一六〇種・花卉で六三〇種以上なのである。したがって、これらを栽培するに当たっては、品種に応じてあらかじめ十分検討しておかなければならない。

気象・地形・土質など，立地条件に適応した品種の選定

園芸植物は，日照・気温の条件により，成長・開花・結球などの生態に与える影響が大きいので，その品種に応じた選定が必要である。日照時間効果・環境温度効果への検討が重要であり，例えばタマネギの場合は長時間の日照・高温条件で結球が起こるのである。土質について考えると，砂の多い水はけのよい条件を好むか，粘土の多い保水性のよい条件を好むか，品種によって大きな差がある。また，土地の酸性度についても品種により差異があり，検討しておく必要があろう。

しかし，近年は培地を土以外に求める場合もあり，水耕法・砂耕法が実用化している。さらに，周囲環境条件を人工的に設定できる方式も採用されており，植物の成長を早める施設栽培が園芸分野に適用されている。

植物の流通過程が複雑・激しい価格変動

収穫物には水分の多いものがあり，鮮度の保持・貯蔵が難しく，嗜好・鑑賞などを目的とする場合もあって，品質の良否で厳しく評価されよう。したがって，園芸植物では貯蔵・加工・流通に対する改善・合理化が重要なのである。

収穫まで長期間が必要

果樹・洋ランなどがその例であり、組織培養などの新しい方式の採用が望まれる。また、リンゴなどの果樹の場合には、低木性の台木への接木が行われている。

栄養繁殖の実施

種子からの繁殖以外の方法が栄養繁殖であり、品種によっては遺伝形質が複雑のため、既存の植物体である枝・根の組織を採取して、挿し木・接木などで増殖させる必要がある。この方法により、希望する植物の形・性質を引き継いだ品質のものを得ることができる。

品種改良には長期間が必要

花卉・球根類の多くは遺伝的に複雑なので、新しい品種の育成のため希望するものを交配して、子孫に要求した形質が現れるのを待つほかないのである。したがって、リンゴ品種改良の例のように、交配から品種登録まで二〇年を要した場合もある。これでは人々の期待に応えることができないので、最近ではハイテク技術を駆使した育苗法の導入も試みられている。

農村・都市の区別なく趣味・健康保持に寄与

近年，農村・都市のいずれにおいても，人々の趣味・健康保持の面で園芸への参加が重要視されつつあり，今後の普及が望まれよう。すなわち，自然環境に接することの意義・好みに合った食用植物の取得を目標として，社会情勢の複雑化による障害の軽減も考慮した園芸への参加が行われる

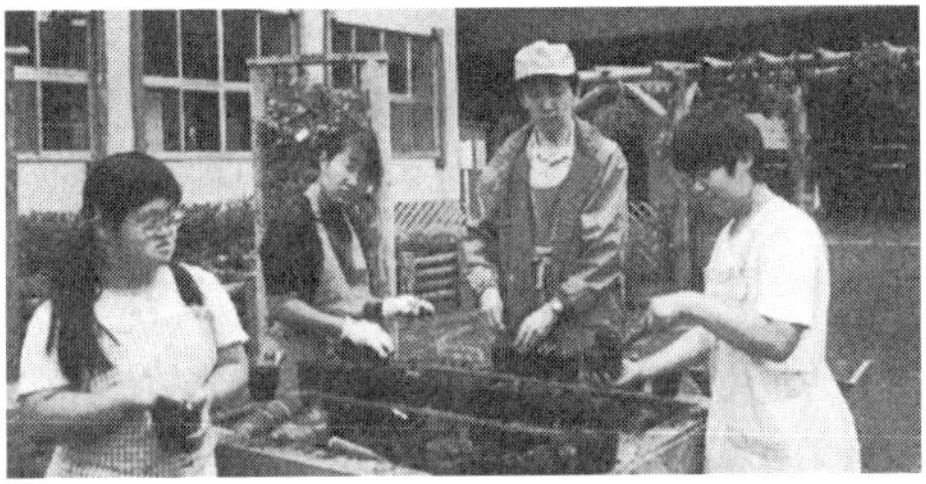

写真 37　大学での園芸療法の実習風景

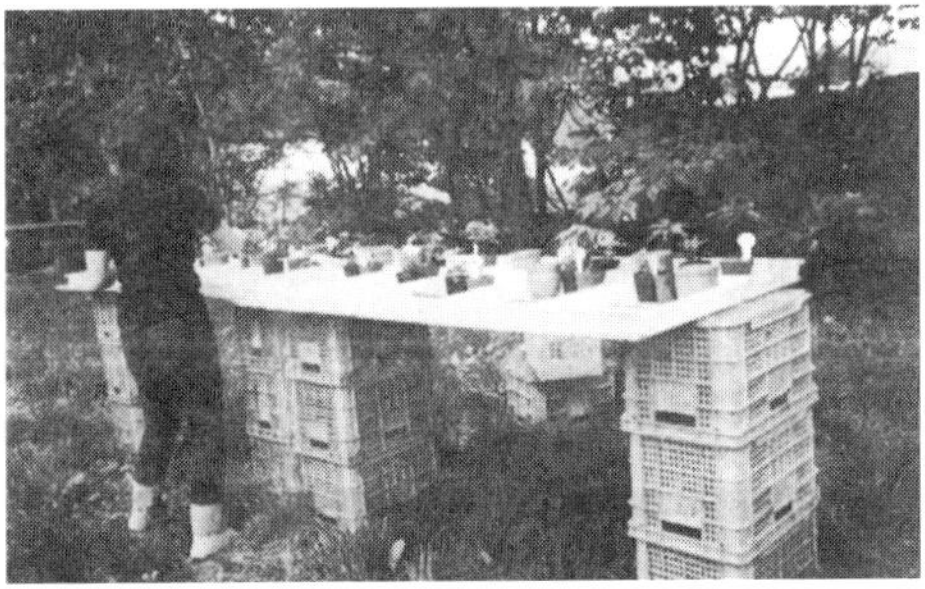

写真 38　自然環境での園芸療法の簡易設備の例

のである。また、花と緑に囲まれる自然環境の果たす役割の重要性を認識するとともに、生活の質の向上への要望もあって、園芸療法への発展が期待されている（写真37、38）。

したがって、今後は園芸療法士の支援によって園芸療法ガーデンの整備を行い、誰でも園芸療法を容易に受けられるよう、各分野での努力が要請される。

栽培環境の整備

周囲温度

植物の生育に適した温度があり、品種によって高温を好むもの・低温を好むものに分けられている。野菜栽培の場合には、花芽分化に左右され、開花後の結実を期待するもの・結実を期待しないものによって異なるので、温度管理を十分行っておく必要がある。ただし、温室利用によらない温度管理は難しいことが多い。

日照

日照条件は、作物の生育に大きく影響するので、播種時期・苗植時期の決定に際して十分検討しておく必要がある。すなわち、日照時間の長短についての考慮が重要であろう。

水　分

土壌中の水分は養分の運び屋として作用するばかりでなく、土壌中に含まれる空気の移動に関連して、微生物の活動・根の発育にも大きくかかわっている。この場合の水分の働きを考えてみると、つぎのとおりである。

①水分の作用：土壌中に含まれている水分は、根から吸収され植物体の保持に欠かせない存在であり、養分の移動・希釈作用を果たし、土壌中の微生物の活性化を助ける。

②水分の保持状況：土壌成分との結合水・吸湿水・膨潤水として保持されているが、毛管作用・移動作用によって土壌中を動いている（図5）。植物の吸水性を示す値がＰＦであり、吸水に対する強さを水柱高さセンチメートルの対数値で表している。通常の灌水の目安はＰＦの値が二・三～二・五なのである。

③水分の補給：発芽時に十分な補給が必要なこと・育苗期の乾燥は生育障害の原因となること・生育工期には乾燥気味が可であること・開花期から成熟期には十分な補給が必要なこと・完熟期から休眠期には水分を減少させることの各条件を考慮しつつ、土壌の吸水・蒸散の均衡に注意を払って欲しい。

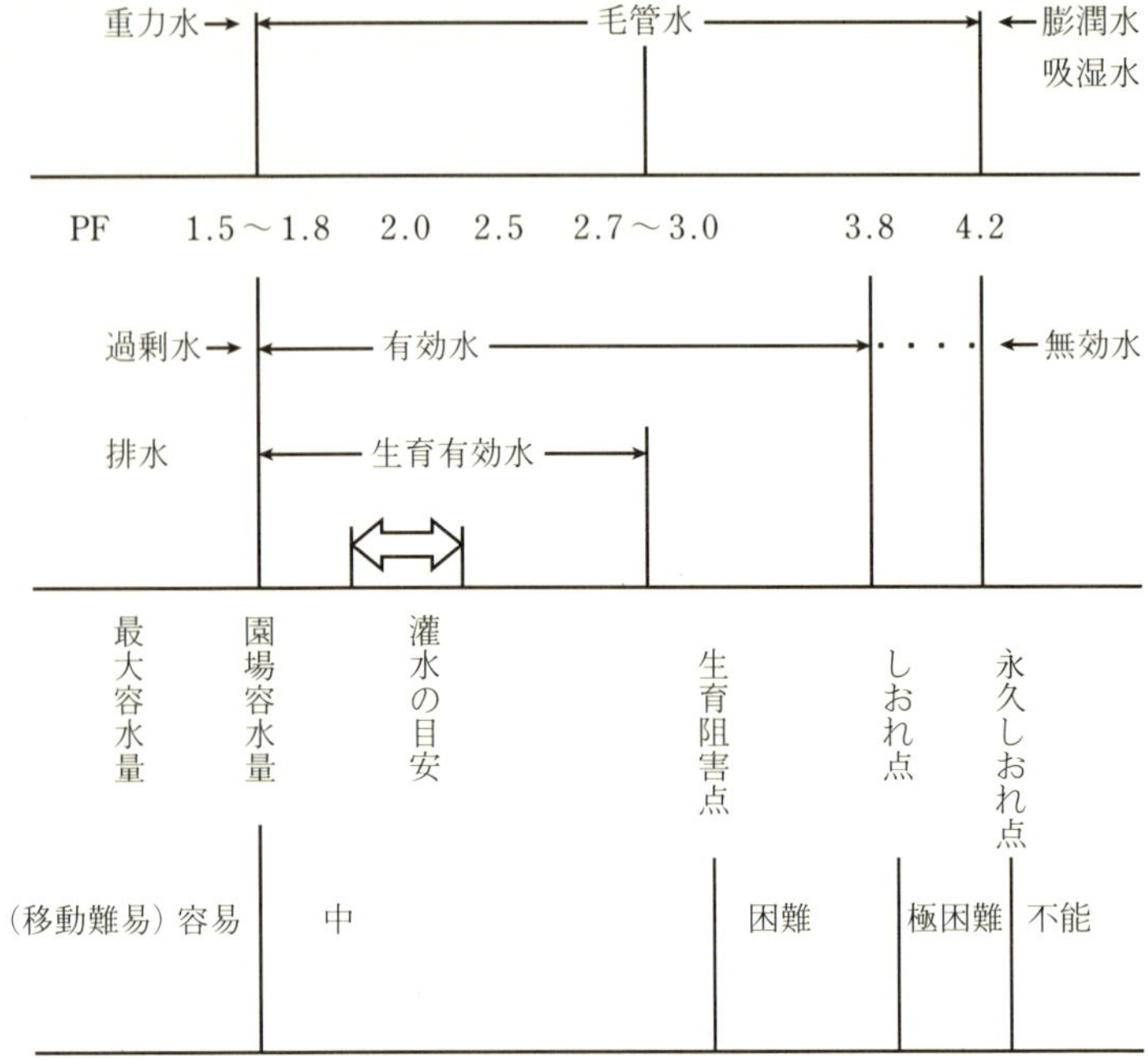

図5　作物の生育と水分の関係

肥料の成分

園芸植物に必要な肥料成分は、窒素・リン・カリであり、これを肥料の三大要素と称している。

①窒素N：葉肥とも呼ばれており、葉の色が濃く大きくなる要素であるが、多過ぎると軟弱に育ち病虫害の恐れがある。

②リンP：実肥とも呼ばれており、花の付き・結実のよさの効果があり、植物を丈夫に育てる。この成分が不足すると、生育が遅れ果実は未熟となる。

③カリK：葉や茎を丈夫にし、病虫害に強くなる。また、根の発育を助けるので、特に根菜類に欠かすことができない。

そのほかにも、つぎの必要成分があるので、不足しないよう考慮しておきたい。

④カルシウムCa：植物が丈夫に育つため必要な成分であって、不足すると茎・根の成長点が枯れ、若葉の黄色化が起こる原因となる。これを含有するものは石灰であり、土壌の酸性化を防ぐことができる。

⑤マグネシウムMg：葉緑素をつくるため必要な成分であり、根の発育にも欠かすことができない。これを含有するものは苦土であり、不足すると葉の黄色化が起こる。

⑥ホウ酸B：この成分が不足すると、中心部の成長点が枯れる。特に、ハクサイ・セロリなどの生

育に必要である。
⑦鉄Fe：植物体内での酸素の活動を助け、不足すると葉の黄色化が起こる。
⑧マンガンMn：酸素の働きを活発にして、光合成にも関係の深い成分である。

肥料の種類

肥料は有機肥料・無機肥料に分けられており、施肥に際しても注意する事項が多く、あらかじめ検討しておきたい。

1） 有機肥料は植物・動物を原料とする肥料であり、土壌に優しいのである（表5）。肥料の三大要素のほかに、種々の成分を含んでおり、遅効性であるが効果が長続きする。

①堆肥類：ワラ・草葉などを腐敗させたもので、家畜糞による厩肥《きゅうひ》もその中に入れられており、よく熟成させてから使用する。
②油カス：ナタネなどの絞りカスであり、窒素が多い。そのままでは強すぎるために、よく腐敗させてから使用する。
③米ヌカ：精米に際しての副産物であり、リンが多い。よく腐敗させてから使用するか、作付けの前年に与えておく。特に、スイカ・メロンなどの施肥に用いられる。
④鶏糞：養鶏の副産物であり、窒素・リンを多く含んでおり、果菜類への施肥に効果がある。基肥

表 5 おもな有機肥料の成分

肥料名	成分〔%〕			
	窒素	リン	カリ	その他
堆肥	0.6	0.3	0.5	各種ミネラル
鶏糞	2.0	1.5	1.0	同上
油カス	5.1	2.2	1.5	同上
魚粉	10.4	5.1	1.0	同上
骨粉	4.1	21.7	0.0	同上

表 6 単肥の各成分

肥料名		成分〔%〕				
		窒素	リン	カリ	カルシウム	マグネシウム
窒素	硫安	21				
	塩安	25				
	硝安	34				
	石灰窒素	21			50	
	尿素	46				
リン	過リン酸		20		25	
	熔成リン		20		50	15
カリ	硫酸カリ			50		
	塩化カリ			60		
石灰	生石灰				80	
	消石灰				65	
	炭酸カルシウム				53	
	苦土石灰				48	23

として使用する。

⑤骨粉：リンが多く含まれていて、遅効性である。

2）化学肥料は化学合成による肥料であり、一度に多量使用すると肥料負けの原因となり、連続使用により土壌が荒廃する。また、即効性なので適量の施肥が必要である。肥料成分が一つの単肥・二つ以上の複合肥料に分けられており、成分量の多い三〇パーセント以上の高度化学肥料もある。

ここで、肥料の三大要素としての単肥（表6）を示すと、つぎのとおりである。

①窒素肥料：硫酸アンモニア・塩化アンモニア・硝酸アンモニアなどである。

②リン酸肥料：過燐酸石灰・熔成リン肥などである。

③カリ肥料：硫酸カリ・塩化カリなどである。

施肥の方法

播種の前・苗植えの前に与える基肥と、植物の生育中に与える追肥の方法がある。

①基肥：元肥とも称しており、有機肥料のような遅効性のものを使用する。例えば、堆肥を与えると、土壌中の腐食質を増やすだけでなく、微量要素の補給もできる。したがって、施肥効果が高まることになる。

②追肥：播種前・苗植え前に与えた肥料は、植物による吸収・雨水による流出によって減少するの

で、養分の不足を補うため肥料を追加して与える必要がある（表7）。しかし、一度に多量与えると根を損傷するため、何回にも分けて与えなければならない。

土壌の酸度調整

土壌の酸度を適当な値に保持しておかないと、植物の生育に障害を与えることとなるので、注意が必要である。この酸度はＰＨの値で表されるが、中性は七・〇、酸性は七・〇以下、アルカリ性は七・〇以上である。ほとんどの園芸植物はＰＨ六・〇～七・〇の範囲で生育がよいことがわかっているので、土壌の酸度を矯正するため、必要に応じ石灰を使用する。

このように、植物の栽培環境を整備して生

表7　おもな野菜の施肥標準

区分		作物名	成分〔%〕			
			窒素	リン	カリ	備考
果菜類	多肥野菜	トマト，ナス	20～25	20	20～25	基肥追肥半々
	普通野菜	メロン，スイカ	8～15	10～20	8～15	同上
	豆類	エダマメ，エンドウ	2～4	8～12	8～10	同上
	その他	イチゴ	20	20	20	基肥重点
根菜類	直根類	ダイコン，ニンジン	10～15	15～20	10～15	同上
	イモ類	バレイショ，ナガイモ	15	10	20	同上
	その他	サツマイモ	5	10	20	同上
葉茎菜類	結球類	ハクサイ，キャベツ	20	15	20	同上
	ネギ類	ネギ，タマネギ	15～20	20～30	15～20	追肥重点
	軟弱野菜	ホウレンソウ	15～20	10	12	同上

育に適するよう、準備しておくことが重要な事項であり、園芸作業の基本であることを理解して欲しい。園芸療法を実施する場合も同様であり、園芸の基礎を十分習得しておくことが望まれるのである。

園芸植物の栽培

園芸植物の栽培に際しては、種子の選定・播種・育苗・移植などのほかに、病虫害への対応をする必要がある。また、植物の性質に関する知識も要望され、生育条件のよりよい設定に応用したいのである。

種子の選定

植物の種子としては、生産地・採取年度・発芽率などの状況のわかっているものを選定するが、好光性種子・嫌光性種子のあることを知っておく必要がある。好光性種子は、光が当たる条件で発芽性はよいが、暗い条件では発芽しないか、発芽性が悪いのである。これに反し、嫌光性種子は暗黒の条件でよく発芽するものの、光が当たると発芽は抑制されるのである。

①好光性種子：レタス・シソ・ゴボウ・ミツバなどである。

②嫌光性種子：カボチャ・スイカ・ナスなどである。
③光に無関係な種子：イネ・ムギ・コーンなどである。
また周囲温度によっても発芽の状況が変化するので，その種類によって対応しなければならない。
①高温で発芽の悪い種子：ホウレンソウ・レタス・セロリなどである。
②温度を変化させると発芽のよくなる種子：ナス・ピーマン・アスパラガスなどである。

播種の方法

播種の方法としては，つぎの三通りに分けられている。
①散布播種：種子を全面に撒く方法であり，牧草・ソバなどに適用される。
②筋状播種：筋状に種子を撒く方法で，間隔を気にしないでよい場合でありムギなどに適用される。
③点状播種：一定の間隔に一ないし数粒ずつ撒く方法であるが，多くの園芸作物に適用され，間引き作業が容易である。

育苗と移植

幼苗は栽培環境の変化に弱いので，周囲温度・日照などの管理には細心の注意が必要である。また，苗の移植に際しても十分注意しなければならず，次の準備が大切である。

①植え床：フレーム・育苗箱・ポットなどに土壌を入れ用意しておく。

②基肥：有機肥料を事前に与えておき、土壌になじませておく。この基肥は植え床全体にゆきわたるよう考慮する。

③培養土：良質のものを用意する。

④水分補給：苗植えの前日に行う。

⑤周囲温度の設定：土壌の温度を高めにし、植物の活着を助ける。

⑥苗の選定：良質の苗を選定する。

⑦根への対応：根を切らないよう配慮し、浅植えをすることが望まれる。

育苗期間としては、通常一か月程度であり繁茂過多・根詰まりに注意する必要がある。移植のほかに、一時的な植え替えをする場合もあり、仮植えと称している。また、接木により繁殖させる場合があり、土壌による病害・連作障害を防止することができるが、丈夫で病害に強い台木を選定しておくことが望まれる。このように、植物苗の生育が最初の作業なのであり、十分理解しておいていただきたい。

栽培管理

植物の生育にしたがって種々の管理が必要であり、つぎのとおりである。

①間引き：発芽してから二〜三回に分け、不要な株を抜き取って生育を助ける。
②中耕：植物の生育途中で、株の間・畝の間の土壌を浅く耕す。
③除草：不要の雑草を除去するが、手作業・機械作業・除草剤の散布によって行われる。
④培土：植物の株の倒れを防ぐため、土寄せを行う。
⑤支柱立て：背丈の高い植物の場合に必要である。
⑥整枝：不要な芽・枝を除去する作業である。

病虫害の除去

植物を育てる土壌を清潔に保ち、枯葉や病原菌の付いた葉・枝などは焼却処分して、病原菌のち込みを阻止する。また、作業靴などを消毒し、植物病の感染を防ぐことも重要事項である。植物病への耐性ある植物とするため、必要以上の肥料を控え、日照・風通し・土壌づくりを考慮した栽培管理を行う。病虫害の除去に関し、必要な事項を列記するとつぎのとおりである。

1）　病害

①苗たち枯れ病：苗の根元が黒くなり、植物が倒れる。
②萎縮病：苗・球根が根から枯れる。
③ボトリチス病：灰色カビ病ともいわれ、植物全体に斑点が生じ倒れる。

④ウドンコ病：葉・茎の表面がウドン粉をまぶしたようになる。周囲温度が二〇℃以上で乾燥時期が危険である。

⑤サビ病：雨の多い時期に発生し、葉の裏に斑点が生ずるが、次第にサビ色に変わる。

⑥根頭ガン種病：バラ・ボケ・サクラ・観葉植物などに多く発生し、茎の根元にコブができる。

⑦斑点・黒斑・黒星病：多雨時期に発生し、葉に斑点・黒斑・黒星がでる。

⑧菌核病：茎の土壌際が犯されて、褐色・灰色・白色の菌株が付き、黒い病核が生ずる。

⑨ウイルス病：植物に萎縮・モザイク・壊疽の症状がでる。

2）　虫害

①アブラムシ・ヨウトウムシなど

②ハダニ・ケムシ・アオムシなど

③カイガラムシ

④スリップス

⑤コナジラミ

3）　病虫害の防除

①植物の健全生育に心掛ける。

②栽培環境の保持が必要で、高湿・換気不良は病害蔓延の原因となる。

③病虫害の早期発見・早期防除が重要である。
④薬剤の噴霧に際しては、説明書・注意書をよく読む。

このように、病虫害から植物を守って園芸作業を行うことが重要事項であり、園芸療法の実施に際しても同様な配慮が必要なのである。

したがって、病虫害の原因を除去し、健全な植物を育てられるよう、あらかじめ検討しておくことが望まれる。

園芸植物の取扱い

植物を栽培するに当たっては、生育のための環境設定を行えるよう、植物の取扱い方法を十分に把握しておく必要がある。

原産地環境の把握

①植物の形態：木（高・低・常緑・落葉・開花期）・草（一年・二年・多年・球根・茎葉・開花期）
②環境への適応：移植後の順化状況（自然的・人工的）

生育条件の把握

①環境要因：土壌・周囲温度・日照・水分・風通し・肥料
②開花調節：生育の促進・抑制

繁殖への取扱い

植物の繁殖について理解するためには、品質改良に関連する遺伝・突然変異・交配・生物工学への知識が必要であり、成長促進への関連として先端優勢・垂直優勢・背地性・幼若性・花芽分化への知識が欲しいのである。

1） 種子繁殖

比較的容易に大量の苗をつくることができる基本的な繁殖法で、品種改良・台木の養成にも必要なのである。

①種子の準備：純正・発芽力・斉一性・健全性・貯蔵法について確認する。
②発芽の条件：水分・周囲温度・日照・酸素についての条件を設定する。
③種子の休眠：完熟種子の休眠入り・休眠の強弱・休眠の停止への考慮が必要で、秋に完熟する種子は、二〜三か月の低温（一〜五℃）湿潤処理を、初夏に完熟する種子は高温（三〇℃程度）条

件の処理を播種前に行う。
④種子の寿命：作物の種類・貯蔵の環境により異なり、低温（五℃前後）・低湿条件では寿命が長く、温度・湿度が高くなると、呼吸による消耗があり寿命が短くなる。しかし、乾燥を嫌う種子もあるので、貯蔵に当たっては注意が必要である。
⑤播種への注意：時期（栽培法・収穫時期・気象条件）・土壌（膨順度・健全性・養分）・事前準備（選別・消毒・水侵・催芽）・機材（露地・温室・育苗箱・鉢・トレイ・トンネル）・播種法（散布播種・筋状播種・点状播種・直接播種・移植）・覆土（必要の有無・深さ）・発芽管理（水分・周囲温度・日照）について検討しておく。

2）　挿し木繁殖

この方法による繁殖は、木の形態について行われ、必要な注意を払えば有効な方法である。
①種類：葉さし（全葉・葉片）・芽さし（葉芽・草芽）・茎さし（頂部の芽・茎管・緑枝・休眠枝）・根さし
②時期：緑枝（新梢が固まる時期）・休眠枝（新芽が動き出す前）・周囲条件の選定（温度・湿度の保持が容易な時期）・成長時期の選定（草木の形態については成長盛んな新芽の時期）について調べておく。
③挿し木：親木（健全性・栄養状態・資質）・採取部位（若い部分・着蕾前の部分）・大きさ（適当

な寸法）について検討しておく。
④挿し床：培地（無菌性・保水性・排水性・養分）・場所（直接の日射を避け，保温に便利）・機材（育苗箱・鉢・トレー）の選定が重要である。
⑤発根の管理：温度条件（木の形態二〇〜二五℃・草の形態一五〜二〇℃）・土壌の成分（挿し木直後、発根時期に合わせ調整）・周囲湿度（挿し木直後は高湿度・発根時期から徐々に下げるため換気）・日照（直射を避け、弱い日照は必要）について注意する。
⑥発根促進：ワックスなどによる蒸散抑制・密閉環境・ミスト噴霧・オーキシンの付与について検討しておく。

3）　その他の繁殖法

①接木：希望する植物の形・性質を引き継ぐことが容易
②株分け：芽分け・吸枝・走茎の方法があり、二〜四芽ずつ分ける。その時期としては、春〜夏に開花するものは秋（九月）、夏〜秋に開花するものは春（四〜五月）を選ぶ。
芽分け：多年草の例としては、ガーベラ・アルメリア・プリムラポリアンサ・シャスターデージー・ダイアンサス・テランセラなどがある。灌木の例としては、ユキヤナギ・ボケ・リンショウバイ・コデマリ・ボタン・ライラックなどがある。二〜四芽ずつ分けるが、その時期は春〜夏の開花には秋（九月）、夏〜秋の開花には春（四〜五月）を選ぶ。

吸枝：例としては、キク・カクノトラオなどがある。一本ずつに分け、その時期は春（四〜五月）である。

走茎：例としては、イチゴ・タマシダ・オリヅルランなどがある。根の出た芽を一本ずつに分け、その時期は夏〜秋であり、早めに採取し養生しておく。

③分球：自然分球・人工分球の方法があり、球根の貯蔵に際しては温度・湿度・休眠・保護への配慮が必要である。

自然分球：有皮リン茎の例としては、チューリップ・スイセン・ヒヤシンス・アマリリス・ダッチアイリスなどがある。無皮リン茎の例としては、ユリなどがある。球茎の例としては、クロッカス・グラジオラス・フリージアなどがある。塊茎の例としては、ジンジャー・カンナなどがある。塊根の例としては、ダリア・サツマイモなどがある。

人工分球：分割・傷つけ法がある。

④組織培養：近年、特に注目されているバイオ技術を応用した方法であり、希望する植物の形・性質をそのまま引き継いで育てることができる。実用例としては、クロッカス・カラー・ジンジャー・ダリアなどがある。

6　園芸療法の対象

対象者と指導法

園芸療法の対象者は，老若男女すべての人々であり，健常者・障害者のいかんにかかわらず園芸療法の対象となると考え，その指導法について検討しておく必要があろう。ともすれば，心身に何らかの障害をもつ人々のみに対処する療法と思われがちであるが，何ら障害がない人々でも，心の癒しを求めている場合があろう。したがって，園芸療法の実施に際して，適切な指導法の確立と施設の充実が望まれるので，専門家としての園芸療法士の資格取得のための養成講座の開設，園芸療法ガーデンの設置とともに，積雪寒冷地での園芸療法用温室の開発など検討する事項が多いといえよう。

園芸療法の対象者

すべての人々が園芸療法の対象となるので、障害をもたない健常者にとって、園芸療法は生活の質の向上を図る目的で行われ、代替医療の役割なのである。一方、心身に障害をもつ人々の場合には、その程度と状況に応じてさまざまな対処が必要で、医療の専門家の指示によって行われ、わが国では健康保険の適用が可能とされている。

ここで、障害に対するとらえ方について考えてみると、通常は二面性があるように思われる。すなわち、欠けている・足りないとの見方で、社会から排除しようとする場合、障害をもつ人々を尊重し、社会生活をともに営もうとする場合に分かれよう。人類史を調べてみると、ネアンデルタール人の遺跡から、障害をもつ人々との共生の事実を伺い知ることができたのである。人類は、その出発の時点から協力・分配の生活を営んでおり、相互扶助の考えをもっていたのである。その英知に支えられ、現代の文明まで発展し文化を育ててきたといえよう。

このように、障害については後者の相互扶助の考えをもち、園芸療法の実施に当たって、対象者への対応に誤りのないよう配慮したいのである。人々の障害については、つぎのように分類することができる。

①機能・形態障害：生理学的疾患による生活上の困難・不自由・不利益のある障害である。

身体障害者障害程度等級表の抜粋

不自由			心臓，じん臓若しくは呼吸器又はぼうこう若しくは直腸若しくは小腸若しくはヒト免疫不全ウイルスによる免疫の機能の障害					
体幹	乳幼児期以前の非進行性の脳病変による運動機能障害		心臓機能障害	じん臓機能障害	呼吸器機能障害	ぼうこう又は直腸の機能障害	小腸機能障害	ヒト免疫不全ウイルスによる免疫機能障害
	上肢機能	移動機能						
体幹の機能障害により坐っていることができないもの	不随意運動・失調等により上肢を使用する日常生活動作がほとんど不可能なもの	不随意運動・失調等により歩行が不可能なもの	心臓の機能の障害により自己の身辺の日常生活活動が極度に制限されるもの	じん臓の機能の障害により自己の身辺の日常生活行動が極度に制限されるもの	呼吸器の機能の障害により自己の身辺の日常生活行動が極度に制限されるもの	ぼうこう又は直腸の機能の障害により自己の身辺の日常生活行動が極度に制限されるもの	小腸の機能の障害により自己の身辺の日常生活行動が極度に制限されるもの	ヒト免疫不全ウイルスによる免疫の機能の障害により日常生活がほとんど不可能なもの
1　体幹の機能障害により坐位又は起立位を保つことが困難なもの 2　体幹の機能障害により立ち上ることが困難なもの	不随意運動・失調等により上肢を使用する日常生活動作が極度に制限されるもの	不随意運動・失調等により歩行が極度に制限されるもの						ヒト免疫不全ウイルスによる免疫の機能の障害により日常生活が極度に制限されるもの
体幹の機能障害により歩行が困難なもの	不随意運動・失調等により上肢を使用する日常生活動作が著しく制限されるもの	不随意運動・失調等により歩行が家庭内での日常生活活動に制限されるもの	心臓の機能の障害により家庭内での日常生活活動が著しく制限されるもの	じん臓の機能の障害により家庭内での日常生活活動が著しく制限されるもの	呼吸器の機能の障害により家庭内での日常生活活動が著しく制限されるもの	ぼうこう又は直腸の機能の障害により家庭内での日常生活活動が著しく制限されるもの	小腸の機能の障害により家庭内での日常生活活動が著しく制限されるもの	ヒト免疫不全ウイルスによる免疫機能の障害により日常生活が著しく制限されるもの（社会での日常生活活動が著しく制限されるものを除く）
	不随意運動・失調等による上肢の機能障害により社会での日常生活活動が著しく制限されるもの	不随意運動・失調等により社会での日常生活活動が著しく制限されるもの	心臓の機能の障害により社会での日常生活活動が著しく制限されるもの	じん臓の機能の障害により社会での日常生活活動が著しく制限されるもの	呼吸器の機能の障害により社会での日常生活活動が著しく制限されるもの	ほうこう又は直腸の機能の障害により社会での日常生活活動が著しく制限されるもの	小腸の機能の障害により社会での日常生活活動が著しく制限されるもの	ヒト免疫不全ウイルスによる免疫の機能の障害により社会での日常生活活動が著しく制限されるもの

表 8　障害の形態・

級別	視　覚　障　害	聴覚又は平衡機能の障害		音声機能，言語機能又はそしゃく機能の障害	肢　　体	
		聴　覚　障　害	平衡機能障　害		上　　肢	下　　肢
1 級	両眼の視力（万国式試視力表によって測ったものをいい，屈折以上のある者については，きょう正視力について測ったものをいう。以下同じ。）の和が 0.01 以下のもの				1　両上肢の機能を全廃したもの 2　両上肢を手関節以上で欠くもの	1　両下肢の機能を全廃したもの 2　両下肢を大腿の 2 分の 1 以上で欠くもの
2 級	1　両眼の視力の和が 0.02 以上 0.04 以下のもの 2　両眼の視野がそれぞれ 10 度以内でかつ両眼による視野について視能率による損失率が 95 パーセント以上のもの	両耳の聴力レベルがそれぞれ 100 デシベル以上のもの（両耳全ろう）			1　両上肢の機能の著しい障害 2　両上肢のすべての指を欠くもの 3　一上肢を上腕の 2 分の 1 以上で欠くもの 4　一上肢の機能を全廃したもの	1　両下肢の機能の著しい障害 2　両下肢を下腿の 2 分の 1 以上で欠くもの
3 級	1　両眼の視力の和が 0.05 以上 0.08 以下のもの 2　両眼の視野がそれぞれ 10 度以内でかつ両眼による視野について視能率による損失率が 90 パーセント以上のもの	両耳の聴力レベルが 90 デシベル以上のもの（耳介に接しなければ大声語を理解し得ないもの）	平衡機能の極めて著しい障害	音声機能，言語機能又はそしゃく機能の喪失	1　両上肢のおや指及びひとさし指を欠くもの 2　両上肢のおや指及びひとさし指の機能を全廃したもの 3　一上肢の機能の著しい障害 4　一上肢すべての指を欠くもの 5　一上肢のすべての指の機能を全廃したもの	1　両下肢をショパー関節以上で欠くもの 2　一下肢を大腿の 2 分の 1 以上で欠くもの 3　一下肢の機能を全廃したもの
4 級	1　両眼の視力の和が 0.09 以上 0.12 以下のもの 2　両眼の視野がそれぞれ 10 度以内のもの	1　両耳の聴力レベルが 80 デシベル以上のもの（耳介に接しなければ話声語を理解し得ないもの） 2　両耳による普通話声の最良の語音明瞭度が 50 パーセント以下のもの		音声機能，言語機能又はそしゃく機能の著しい障害	1　両上肢のおや指を欠くもの 2　両上肢のおや指の機能を全廃したもの 3　一上肢の肩関節，肘関節又は手関節のうち，いずれか一関節の機能を全廃したもの 4　一上肢のおや指及びひとさし指を欠くもの	1　両下肢のすべての指を欠くもの 2　両下肢のすべての指の機能を全廃したもの 3　一下肢を下腿の 2 分の 1 以上で欠くもの 4　一下肢の機能の著しい障害 5　一下肢の股関節又は膝関節の機能を全廃したもの

（つづき）

不自由			心臓，じん臓若しくは呼吸器又はぼうこう若しくは直腸若しくは小腸若しくはヒト免疫不全ウイルスによる免疫の機能の障害					
体幹	乳幼児期以前の非進行性の脳病変による運動機能障害		心臓機能障害	じん臓機能障害	呼吸器機能障害	ぼうこう又は直腸の機能障害	小腸機能障害	ヒト免疫不全ウイルスによる免疫機能障害
	上肢機能	移動機能						
体幹の機能の著しい障害	不随意運動・失調等による上肢の機能障害により社会での日常生活活動に支障のあるもの	不随意運動・失調等により社会での日常生活活動に支障のあるもの						
	不随意運動・失調等により上肢の機能の劣るもの	不随意運動・失調等により移動機能の劣るもの						

表 8

級別	視覚障害	聴覚又は平衡機能の障害		音声機能，言語機能又はそしゃく機能の障害	肢体	
		聴覚障害	平衡機能障害		上肢	下肢
4級					5 一上肢のおや指及びひとさし指の機能を全廃したもの 6 おや指又はひとさし指を含めて一上肢の三指を欠くもの 7 おや指又はひとさし指を含めて一上肢の三指の機能を全廃したもの 8 おや指又はひとさし指を含めて一上肢の四指の機能の著しい障害	6 一下肢が健側に比して10センチメートル以上又は健側の長さの10分の1以上短いもの
5級	1 両眼の視力の和が0.13以上0.2以下のもの 2 両眼による視野の2分の1以上が欠けているもの		平衡機能の著しい障害		1 両上肢のおや指の機能の著しい障害 2 一上肢の肩関節，肘関節又は手関節のうち，いずれか一関節の機能の著しい障害 3 一上肢のおや指を欠くもの 4 一上肢のおや指の機能を全廃したもの 5 一上肢のおや指及びひとさし指の機能の著しい障害 6 おや指又はひとさし指を含めて一上肢の三指の機能の著しい障害	1 一下肢の股関節又は膝関節の機能の著しい障害 2 一下肢の足関節の機能を全廃したもの 3 一下肢が健側に比して5センチメートル以上又は健側の長さの15分の1以上短いもの
6級	一眼の視力が0.02以下，他眼の視力が0.6以下のもので，両眼の視力の和が0.2を超えるもの	1 両耳の聴力レベルが70デシベル以上のもの（40センチメートル以上の距離で発声された会話語を理解し得ないもの） 2 一側耳の聴力レベルが90デシベル以上，他側耳の聴力レベルが50デシベル以上のもの			1 一上肢のおや指の機能の著しい障害 2 ひとさし指を含めて一上肢の二指を欠くもの 3 ひとさし指を含めて一上肢の二指の機能を全廃したもの	1 一下肢をリスフラン関節以上で欠くもの 2 一下肢の足関節の機能の著しい障害

（つづき）

不自由			心臓，じん臓若しくは呼吸器又はぼうこう若しくは直腸若しくは小腸若しくはヒト免疫不全ウイルスによる免疫の機能の障害					
体幹	乳幼児期以前の非進行性の脳病変による運動機能障害		心臓機能障害	じん臓機能障害	呼吸器機能障害	ぼうこう又は直腸の機能障害	小腸機能障害	ヒト免疫不全ウイルスによる免疫機能障害
	上肢機能	移動機能						
	上肢に不随意運動・失調等を有するもの	下肢に不随意運動・失調等を有するもの						

特に本表中に指定させられているものは，当該等級とする。

とすることができる。
をいう。

測したもの）をもって計測したものをいう。

表 8

級別	視覚障害	聴覚又は平衡機能の障害		音声機能，言語機能又はそしゃく機能の障害	肢体	
		聴覚障害	平衡機能障害		上肢	下肢
7 級					1　一上肢の機能の軽度の障害 2　一上肢の肩関節，肘関節又は手関節のうち，いずれか一関節の機能の軽度の障害 3　一上肢の手指の機能の軽度の障害 4　ひとさし指を含めて一上肢の二指の機能の著しい障害 5　一上肢のなか指，くすり指及び小指を欠くもの 6　一上肢のなか指，くすり指及び小指の機能を全廃したもの	1　両下肢のすべての指の機能の著しい障害 2　一下肢の機能の軽度の障害 3　一上肢の股関節，膝関節又は足関節のうち，いずれか一関節の機能の軽度の障害 4　一下肢のすべての指を欠くもの 5　一下肢のすべての指の機能を全廃したもの 6　一下肢が健側に比して 3 センチメートル以上又は健側の長さの 20 分の 1 以上短いもの
備考	1　同一の等級について 2 つの重複する障害がある場合は，1 級うえの級とする。ただし，2 つの重複する障害が 2　肢体不自由において，7 級に該当する障害が 2 以上重複する場合は，6 級とする。 3　異なる等級について 2 以上の重複する障害がある場合については，障害の程度を勘案して当該等級より上の級 4「指を欠くもの」とは，おや指については指骨間関節，その他の指については第一指骨間関節以上を欠くもの 5「指の機能障害」とは，中手指節関節以下の障害をいい，おや指については，対抗運動障害を含むものとする。 6　上肢又は下肢欠損の断端の長さは，実用長（上腕においては腋窩より，大腿においては坐骨結節の高さより計 7　下肢の長さは，前腸骨棘より内くるぶし下端までを計測したものをいう。					

②能力障害：生活行為と職業上の能力などの障害である。
③社会的障害：失職・離婚・経済的な困難などによる社会生活上の障害であり、生活目標の喪失・社会的な不利益が生じている。
障害をもつ人々を対象とする園芸療法は、対象者へのリハビリと生活向上が主目的なのである。障害の形態を大きく分けると、精神障害・知的障害・身体障害・肢体不自由障害・視覚障害・聴覚障害・言語障害・内部障害・高齢運動障害・回復可能運動障害・その他の心身障害である。これらの障害を正しく把握することにより、対象者への園芸療法を実施する計画の検討を行うことができ、その効果が十分に達成されよう。すなわち、対象者にみられる障害の状況を予測・確認することにより、個々に応じて生活指導もできるので、

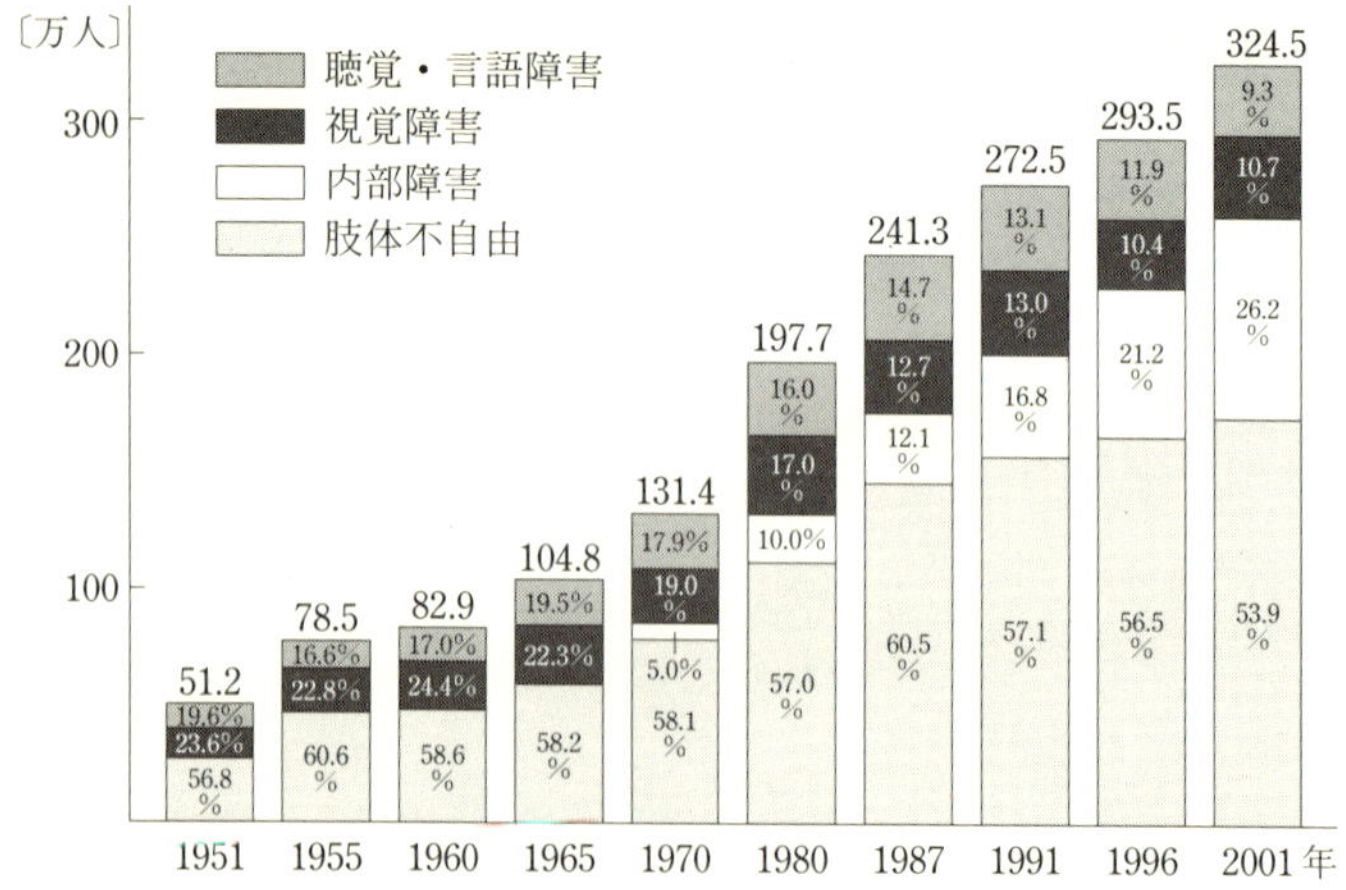

図6　身体障害者の推移

心身の回復や健康の維持を助ける園芸療法の実施に心掛けることも望まれる。障害程度の等級・身体障害者の推移について紹介しておくので、参考にしていただきたい（表8および図6）。

人々にとっての癒しのエネルギーとして紹介されているように、花苗・野菜などを露地・ハウス栽培により植物を育てる園芸療法を行った場合、障害者にとって最も効果のあるのは露地栽培なのである。このことは、植物が元気に育つ条件と人間の受け止める条件に共通するものがあり、園芸療法を実施する場合の参考にすることができよう。

園芸療法の指導法

ここでは、まず障害者を対象とする園芸療法の例を取り上げ、その場合の指導法について述べることとしたい。さまざまの園芸作業が考えられるが、植物と土壌に触れ合うことによる癒し効果を目的として、ポットへの苗の移植作業を選定したのである。その順序について示すと、つぎのとおりである。

①にこやかに対面して挨拶：医師の処方箋などにより事前に対象者の状況を確かめておく。まず、挨拶を交わしながら相手から受ける印象と障害の程度を判断し、指導の参考にする必要がある。この際、園芸療法士は相手に緊張や驚きの態度・表情がでないよう心掛け、例えば恋人との出会いを思い出してみたい（写真39）。すなわち、対象者を恋人と置き換えて、和やかに天候・季節

の話題から挨拶をするなど、工夫をしていただく必要があろう。
②園芸材料の準備：ピートモス二分の一カップ・黒土二分の一カップ・チップひとかけら・三〜四号素焼き鉢一個・季節の花苗一本・トレー一個・水差し（ペットボトルの蓋に孔を開けたもの）一個・根洗い用の小バケツなどの容器一個・タオル一本を用意する（写真40）。ここで、対象者

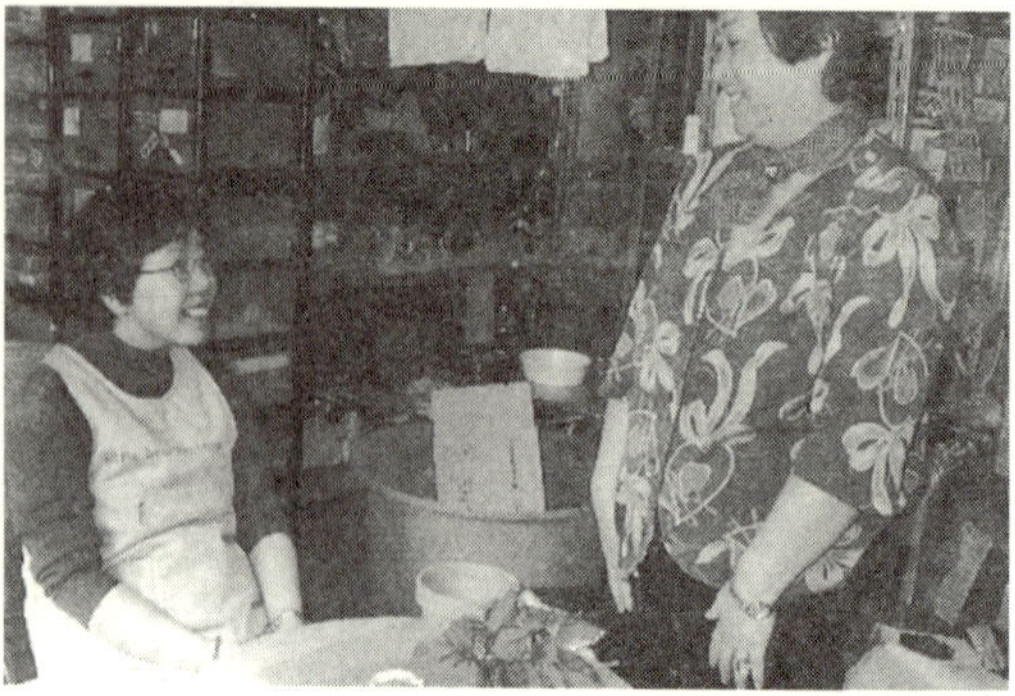

写真 39　にこやかな挨拶

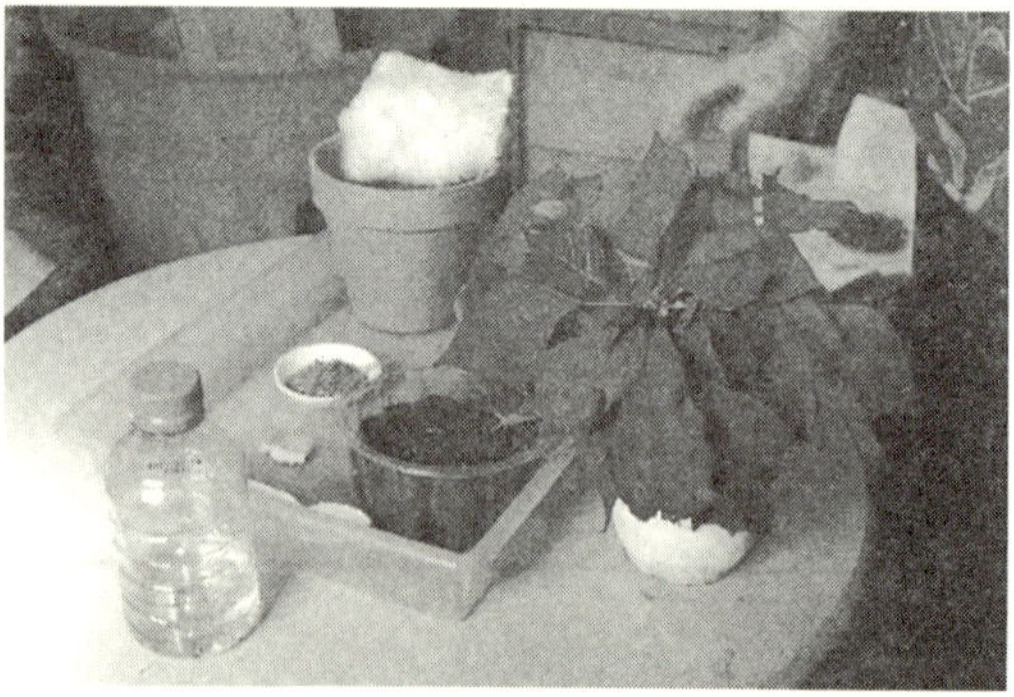

写真 40　園芸材料の準備

に園芸材料（特に花苗について）の名前をひと通り伝えるが，それぞれの役割の理解が大切であり記憶して貰うことが目的ではない。

③手のひらによる土壌のこすり合わせ：トレーの上でピートモス・黒土を一〇分ほど手のひらでこすり合わせると，土壌が細かくなってよく混合する。

すなわち，土壌を手でこすり合わすことによって，大脳が刺激され脊髄神経に情報が伝達されるので，五感が働き運動機能が高まる。この作業を園芸療法中に何回か取り入れると効果的なのである。当然のことであるが，日常生活では直接土壌に触れる機会のない対象者にとって，新鮮な体験であるとともに，機能的な訓練・心理面での寛容な心・人々との協調性の取得にも繋がることとなろう。

この状況への対応は，園芸療法士にとって大切な場面であって，対象者への観察能力を発揮していただきたい。なぜならば，心理面の欠陥をもつ人々は土壌の中に手を入れられないのである。例えば，精神分裂症の人と登校拒否児童を比較してみると，後者のほうが土壌に触れさせることが難しい。この状況は，軽度の症状であっても心の中で葛藤があり，苦しみが大きいということである。したがって，園芸療法士は，対象者毎のデータを分析しながら多くの経験を積み，症状の解明・状況の改善に助力を与えたいものである（写真41，42）。

④土壌の整理と花苗ポットの用意：園芸の基礎的な技術への取り組みの始まりであり，手でこすり

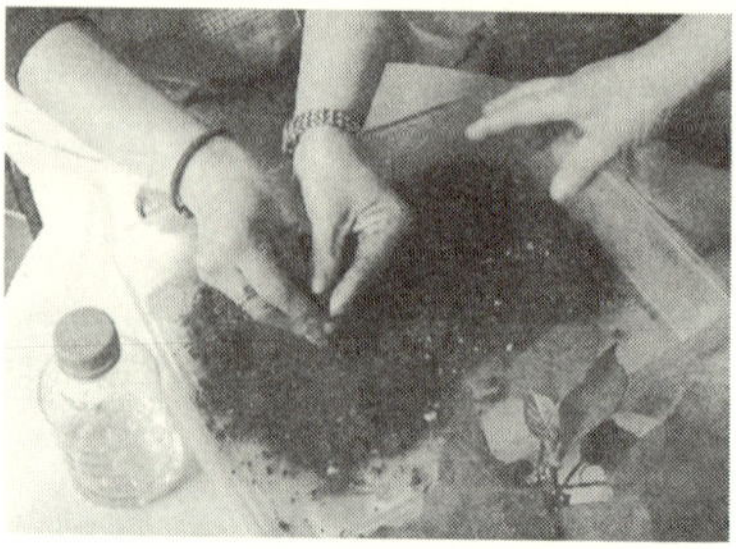

写真 41　土壌への触れ合い

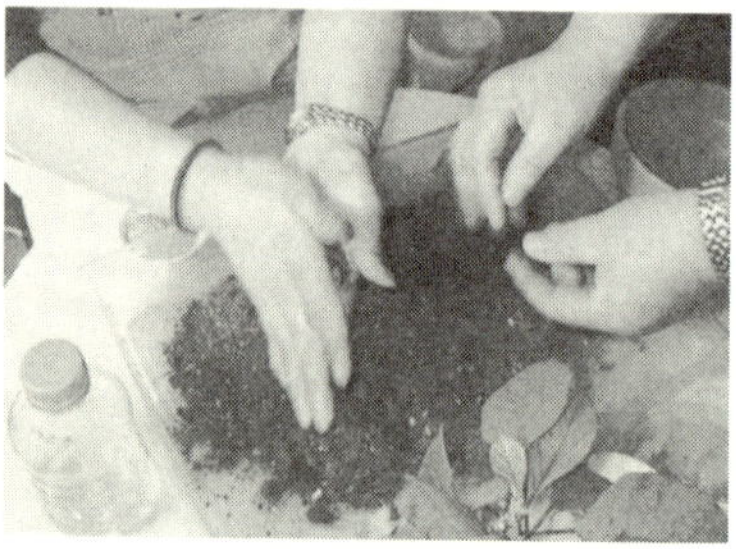

写真 42　土壌のすり合わせ

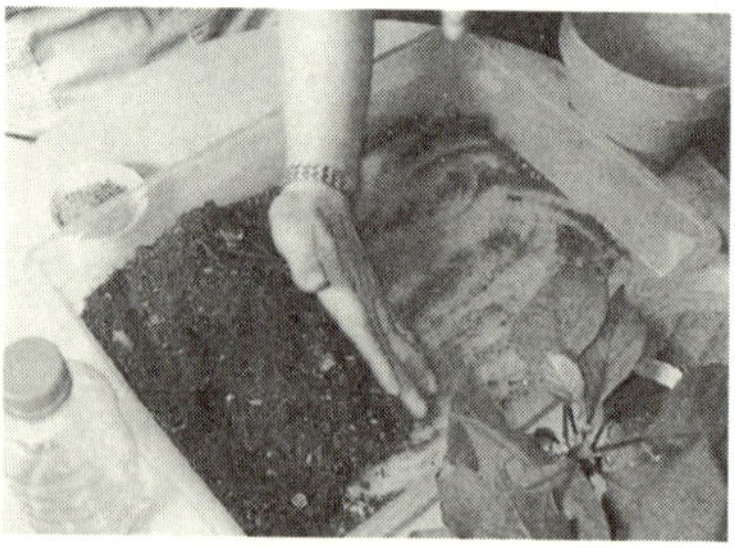

写真 43　土壌の片寄せ

合わせた土壌をトレーの片側に寄せ（写真43）、花苗ポットの用意をしてトレーの上に置く（写真44）。この時点で園芸作業の開始から一五分は経過しているので、体力的に自信のない人々・精神障害をもつ人々には五～一〇分の休憩時間を与える。しかし、この休憩時間に花苗の話をするなど、多少の工夫が欲しい。

⑤花苗の取り出しと根洗いの準備：ポットから花苗を取り出し、その全体の姿を対象者に見せ、根がグルグル巻きになっていれば、解きほごさせる。場合によっては、根をカットして空気が入りやすいようにする。

⑥軽く根洗い：花苗の根が生きていることを確認した後、丁寧に根洗い（写真45）をさせる。しかし、この作業の場合、精神障害をもつ人々は根から土壌をすべて取り去ってしまうので、注意を要するのである。また洗った後、根を絞ってしまう場合もある。園芸療法の目的で使用する花苗であるから、根を傷つける場合もあろうが、生きている植物を大切に扱うよう、対象者に伝え理解させたい。

すなわち、洗うことにより白くむき出しになった花苗の根を視覚で確認させるならば、植物が花を咲かせるため一生懸命に生きていることを、自然に気づくであろう。この作業により、光と水

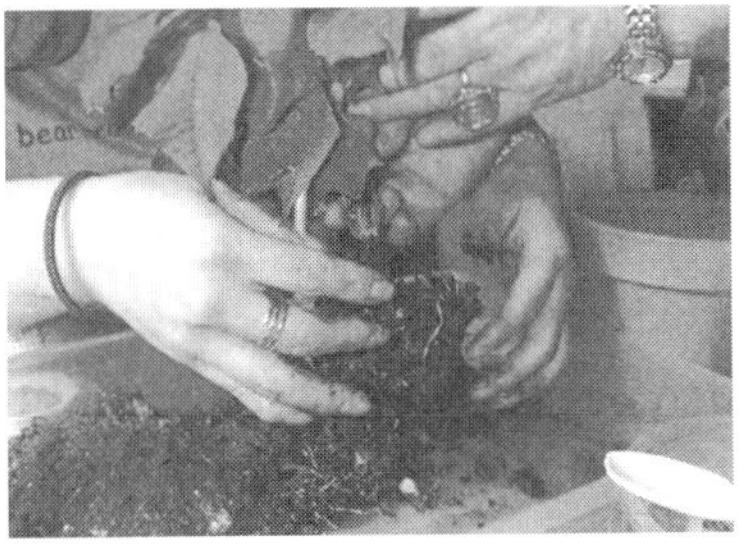

写真 44　花苗の準備

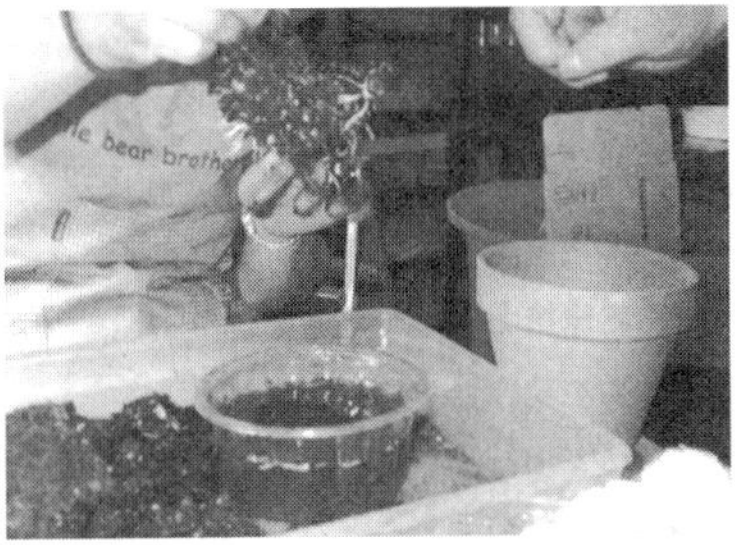

写真 45　苗の根洗い

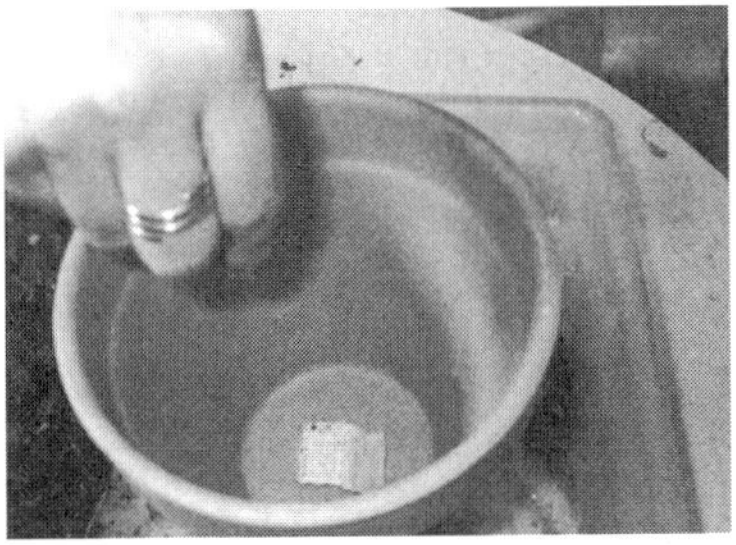

写真 46　鉢の準備

を与えて植物を育てようとする気持ちが芽生え、花を咲かせ実を付けさせたいとの思いを抱くようになる。花が一輪ずつ咲く毎に励まされ、生きる希望も湧いてくるに違いない。対象者が自身の障害を忘れ、園芸作業している姿を見るならば、人間と植物が一体となった状況を知ることができ、自然との調和の大切さを学ぶ機会となろう。

⑦鉢へのチップ・土壌入れ：三～四号鉢を用意し、まず底の部分にチップを置いて、その上に土壌を三分の一入れておく（写真46、47）。

⑧花苗の設置：土壌を三分の一入れた鉢の中央部に花苗をそっと置く（写真48）。

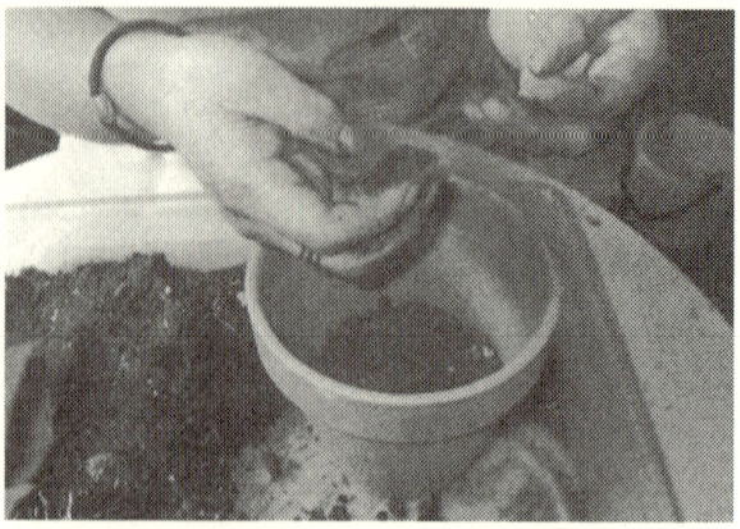

写真 47　鉢への土壌入れ

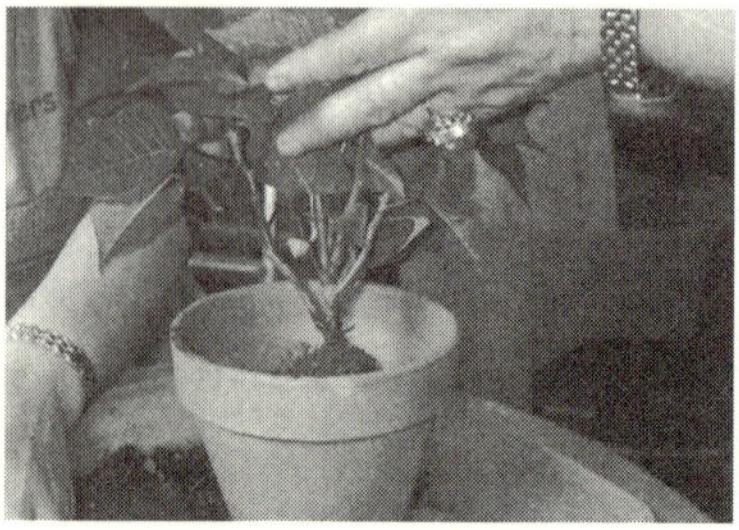

写真 48　花苗の設置

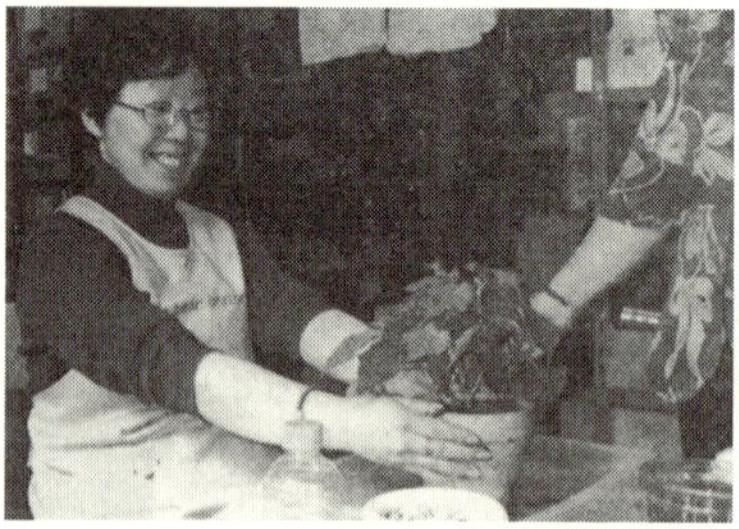

写真 49　鉢植え花苗の鑑賞

⑨残りの土壌入れ：花苗を置いた後、植物の姿を十分に観察させながら、残りの土壌を周囲に入れ、手でかぶせていく。

⑩手で軽く押さえ：土壌をすべて入れたのち、軽く手で押さえ花苗を安定させる。この作業で、ほとんどの人々がゆったりと満足そうな表情になり、園芸療法の効果を理解できるかもしれない。

⑪鉢植え花苗の鑑賞：鉢植えの完了した花苗を鑑賞してもらい、対象者に満足感・達成感を味わうことができるよう、園芸療法士が誘導する（写真49）。もし、土壌を十分に被せることができなかった場合には、手助けして完成させるような配慮が必要である。

⑫水の補給と後片付け（体力のない人々に対しては園芸療法士が代行）：完成した鉢植えの花苗に水を与える。この場合の水差しは、ペットボトルの蓋に孔を開けたもので、コショウ振りかけ器のように使用し、例え水差しを倒しても作業台・対象者の衣服をぬらさないので、余計な気遣いは不要である（写真50）。また、対象者が自身でこの鉢を持ち帰れるならば、リハビリの継続にもなり、花を咲かせた鉢の販売に繋がれば、社会参加への活動の一環ともなろう。

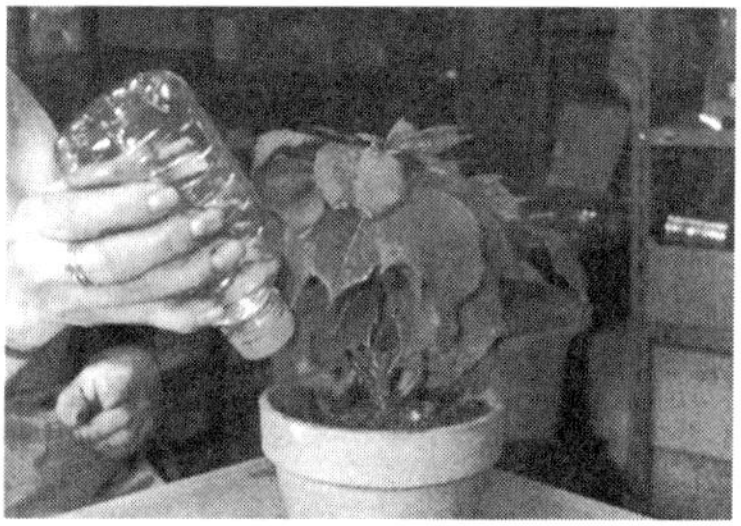

写真 50　水の補給

園芸療法の企画と立案

園芸療法と人々との関連については、以上に述べたように老若男女・健常者・障害者のいずれに対しても対象となることを理解し、その企画と実施計画の立案を行う必要があろう。すなわち、園芸療法士が自然界の一部となって園芸の技術を対象者に提供することによって、園芸療法が成立するといえよう。したがって、園芸療法士・対象者・植物の三者間に心の交流が生まれ、互いにキャッチボール効果によって一体化し、初めて園芸療法の基礎が構築される（図7、8）。さらに、園芸療法は、人生において遭遇する種々の困難が原因となって、それを克服する能力が弱り、社会と疎遠になった人々に対しても、立ち直る機会を与える効果が期待される。

園芸療法の実践により、知覚運動機能・認知機能に刺激を与え、社会参加を可能にするとともに、人間関係のあり方を学び、自然環境の大切さを習得させることもできる。したがって、園芸療法士にとってさまざまな障害をもつ人々への支援作業は、広範囲で深い人間関係の構築が求められる場となり、絶え間ない学習の場ともなるといえよう。したがって、対象者と向き合って園芸療法を実施する際には、園芸療法士が自身で対象となる人々から多くを学び、実力を伸ばし成長して欲しいのである。

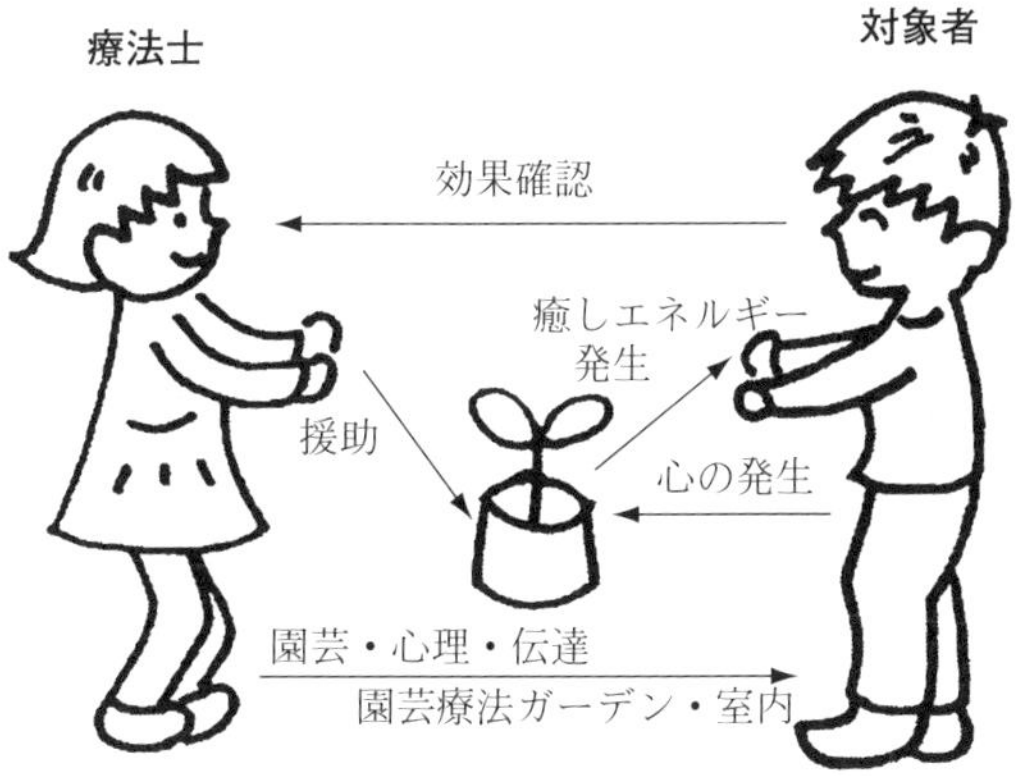

図 7　園芸療法の基本作業

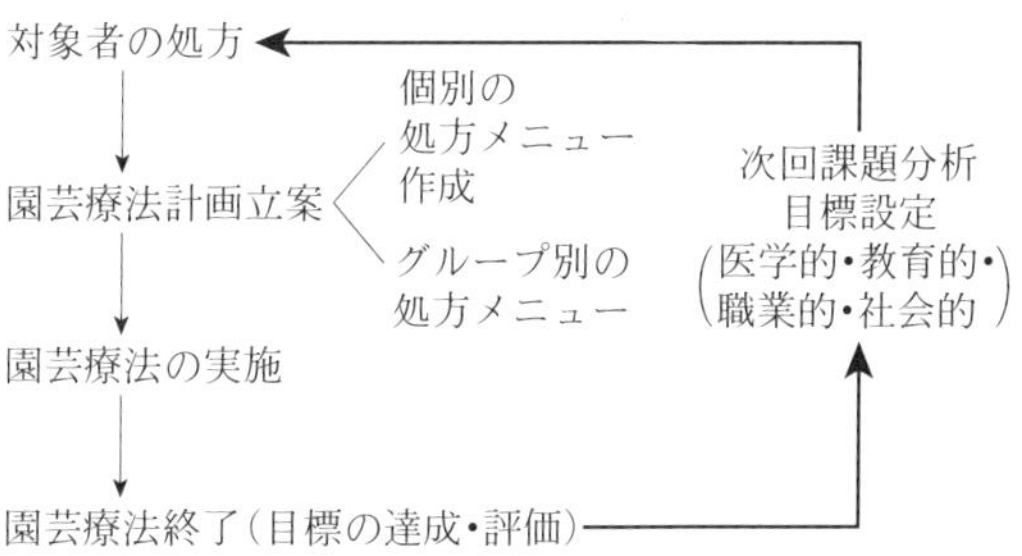

図 8　園芸療法全体の流れ

園芸療法の企画

障害者を対象とする場合の例について、園芸療法の指導法を紹介して、その一端を理解していただいたが、ここでは園芸療法を企画する際の基本的な流れを述べておきたい。すなわち、対象者・

計画立案・園芸療法実施・園芸療法終了の順に進行するので、それぞれあらかじめ十分に検討しておく必要があろう。

園芸療法の対象となる人々について、健常者か障害者であるか、その状況を調べ把握しておくことが大切である。また、個人対応の指導・グループ対応の指導のいずれを選択するかについても、あらかじめ明確にしておかなければならない。ここで、例えば障害をもつ人々を対象にする場合

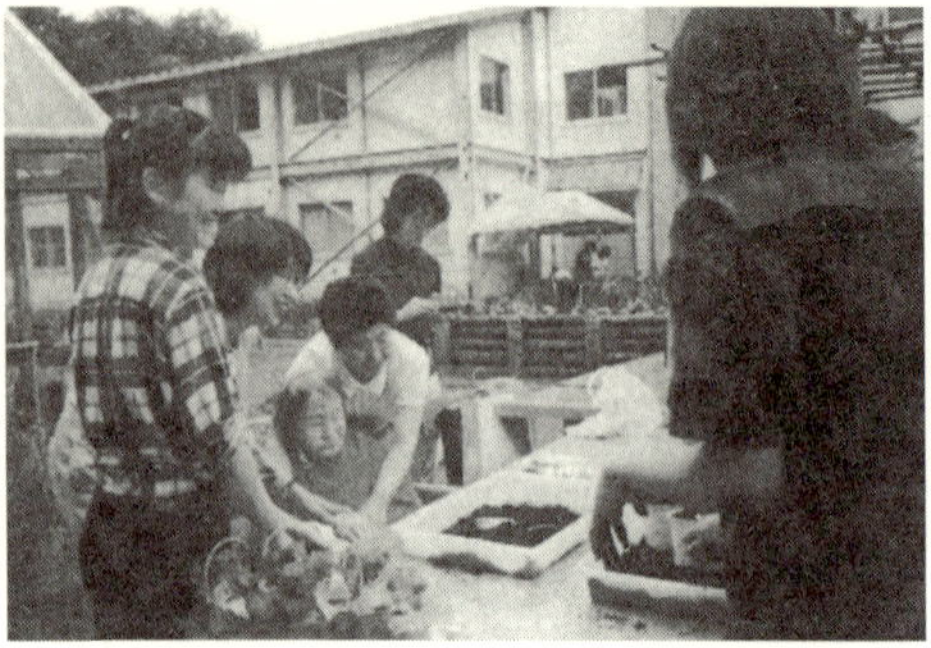

写真 51　屋外での園芸療法の例

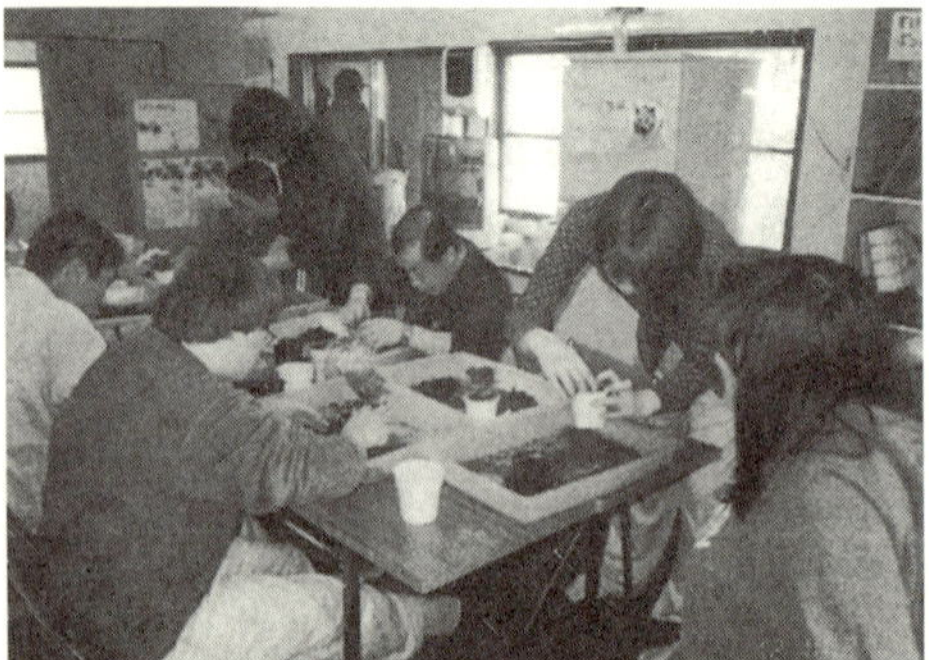

写真 52　屋内での園芸療法の例

は、病院・施設などの紹介の際に医師・担当者から指示・記録が提出されるので、園芸療法の目的を設定し効果・達成度の予測も可能となる。

したがって、園芸療法を実施した結果とこの予測内容を比較し、問題点の有無を知るとともに、今後の参考にすることができる（写真51～54）。

また、対象者の健康状態・体力について調べ、どのような園芸作業がふさわしいか検討して、園

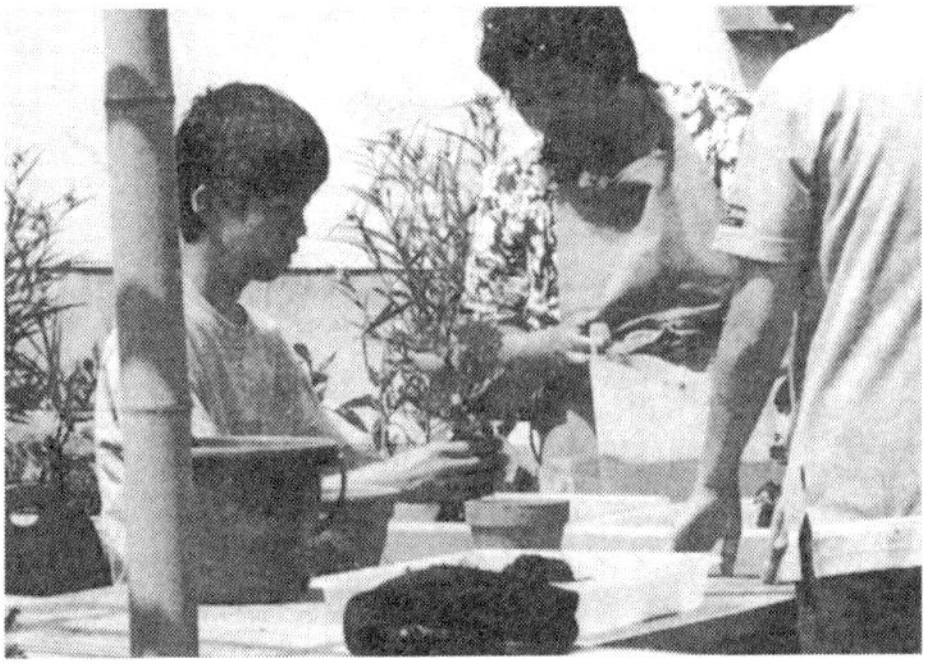

写真 53　児童を対象とする園芸療法の例

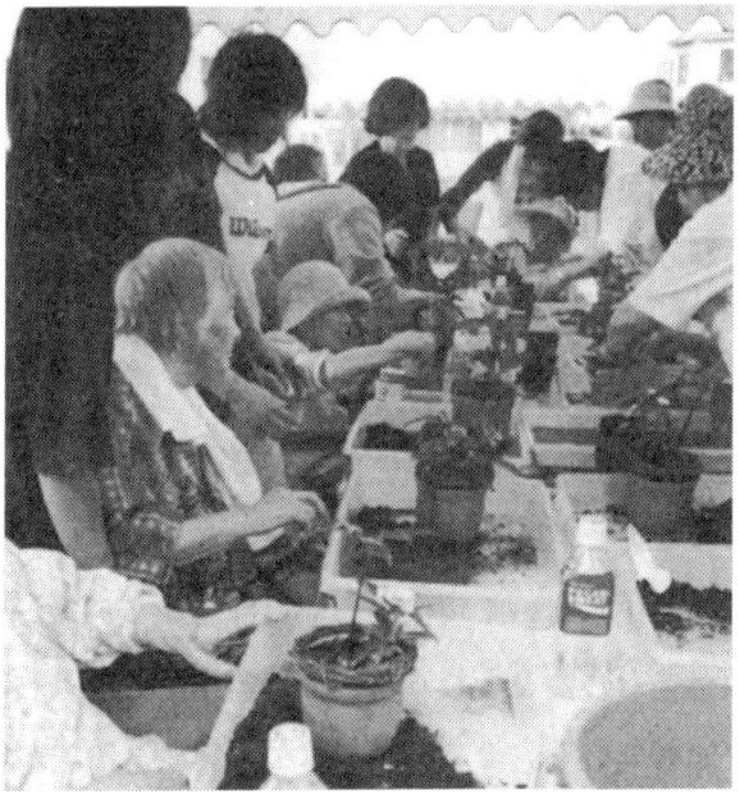

写真 54　高齢者を対象とする園芸療法の例

芸療法の効果があがるよう配慮して欲しい。すなわち、限られた時間内で実施可能な園芸作業・望ましい植物の選定を考慮して、園芸療法の企画を行う必要があろう。

1）障害者への対応

園芸療法の対象となる障害者は、つぎのように大別することができる。

①身体障害者：障害の形態と特徴・身体障害者障害程度等級等で定められた人々で、一～七級に分けられている（表8）。

②知的障害者：知能指数がおおむね七〇までの人々である。

③精神障害者：精神作用物質による急性中毒または依存症の人々・精神病と診断された人々・その他の精神疾患のある人々である。

いずれも、医師の診断に基づく指示に従うこととなるが、園芸療法のリハビリ効果を考える場合には、その障害が身体的・心理的・社会的のいずれに関連しているか、あらかじめ把握しておかなければならない。

2）リハビリのとらえ方

園芸療法を実施する場合、つぎの目的でリハビリを行うこととなろう。

①医学リハビリ：医学的な考えと方法により障害の軽減を図るリハビリである。

②教育リハビリ：教育的な支援を目的としたリハビリである。

③職業リハビリ：就業の機会を与える職業訓練としてのリハビリで、職場の提供に通じることにもなろう。

④社会リハビリ：通常の社会生活を可能とするためのもので、社会参加への支援も行うリハビリである。

対象となる人々が、前記いずれのリハビリに重点を置いて園芸療法に取り組むか、実施に先立ち検討を要する課題であり、園芸療法士の適切な選択が望まれることとなる。当然のことであるが、この選択が対象者へのリハビリの目的と合致しなければ、園芸療法の効果は望めないので、園芸療法士への期待は大きいのである。

一方、園芸療法を健常者に対して生活の質を向上させる目的で行う場合には、対象者の障害の有無にかかわらず実施することとなるので、その企画に際して前記と異なる配慮が必要なのである。すなわち、対象となる人々の希望・体力などを把握して、心の癒しが十分得られるよう検討しておきたい。また、高齢者を対象とする場合には、生活指導・痴呆の改善など通常の障害者と異なる配慮が必要なのである。

・園芸療法計画の立案

園芸療法の計画を立案する場合の目安としては、つぎの事項が考えられるので、あらかじめ十分に検討しておきたい。

①園芸療法の環境設定（屋内外・季節・天候）：園芸療法を行う環境の設定は最も重要な事項であり、積雪寒冷地・温暖地のいずれであるか、屋内・屋外いずれであるか、春夏秋冬いずれの季節であるか、風雨・降雪の影響はあるかなど、植物の選定とともに考慮しておきたい。特に、積雪寒冷地では温室内での園芸療法を考えておく必要があり、温暖地でも天候のいかんにかかわらず行うため、米国などでは温室内での園芸作業が望まれている。すなわち、屋外の場合は天候によって園芸作業の変更が必要になるので、人々の移動・教材の運搬なども考慮して、園芸療法の計画を立案しておきたい。

②対象者の区分：園芸療法を行うに際しては、障害の有無・その程度を把握し、必要に応じ区分しておく必要がある。すなわち、精神障害・知的障害・学習障害・登校拒否・高齢の心身障害・肉体的障害・リハビリの人々などのほか、教育受講・リクラゼーション・カルチャーなど健常の人々が対象となる場合がある。

③対象者の現状把握：園芸療法に参加する対象者について、特に障害のある場合には、動作・談話・感情・情緒・参加意欲などを十分に観察するよう努めることとしたい。

④園芸療法の目的設定：それぞれの対象者に対して、園芸療法の目的を明確にしておく。すなわち、気分転換・根気づけ・活動量の増加などであるか、対人関係の訓練・身体動作の訓練などで

あるか、心の癒しであるか、その目的よって対応が異なるからである。

⑤園芸療法士のアプローチ：園芸療法士は、どのようにして対象者にアプローチするかについて、事前に検討しておく。すなわち、積極的に指示を与えるか、自主的に園芸作業をして貰うかの判断であり、自主的にできる人々に対しては、あまり指示を与えず、見守りながら評価記録を残せばよいのである。

園芸療法メニューの作成

園芸療法を行うためには、事前にメニューを作成しておき、その効果を十分に挙げられるよう考慮しておきたい。まず、療法時間・植物の選択が必要であるが、園芸作業・関連作業によって所要時間が異なり、植物の種類によって利用効果も異なるので、対象者に応じたメニューを作成しなければならない（表9、10）。

このように、療法時間の目安を考慮して、植物の選定も行い園芸療法の内容を決めるが、選択する植物については、園芸療法ガーデンの広さ・作業場所（屋内外いずれか）による制約があろう。また、実施する地域・気候も考慮して、園芸作業に支障のない選定にしておきたい。当然のことであるが、対象者の症状・体力などによって使用できない植物もあるので、その配慮も重要な事項であろう。植物の選定に関しては、地域によって差異があっても、基本的にはその季節の植物を扱う

表9　園芸療法の時間メニューの例

利　用　作　業	選　択　種　類	療　法　時　間
園　芸　作　業	種子繁殖	20分程度
	採　種	30分程度
	さし芽	30分程度
	球根植え	30分程度
	苗のポット上げ	30分程度
	移　植	20～40分程度
	寄せ植え	40分程度
	ハンギングバスケット	40分程度
	コンテナーガーデン	40分程度
	水やり	10～15分程度
	雑草取り	20～30分程度
園芸関連作業	フラワーアレンジメント	20～40分程度
	ドライフラワーアレンジメント	20～40分程度
	押し花	20～30分程度
	じか盛り	30～40分程度
	箱　庭	30～40分程度
	ミニ盆栽	30～40分程度

表 10 園芸療法の植物選択の例

区分と利用効果	分類	種類
野菜園芸植物 ●生育が早い ●身近な教材 ●回想させる植物 ●五感を刺激	果菜類	トマト，ナス，ピーマン，キュウリ，スイカ，メロン，カボチャ，エンドウ，エダマメ，インゲンマメ，イチゴ，スイートコーンなど
	葉茎菜類	キャベツ，ハクサイ，ハナヤサイ，ホウレンソウ，レタス，シュンギク，ナガネギ，タマネギ，アスパラガス，セロリなど
	根菜類	ダイコン，カブ，ニンジン，ゴボウ，バレイショ，ナガイモ，ヤマイモ，サツマイモ，食用ユリなど
	菌類	キノコ類
花卉《かき》園芸植物 ●身近な教材 ●生育が早い ●五感を刺激	一・二年草類	アサガオ，アスター，キンセンカ，ヒマワリ，コスモス，パンジー，ホウセンカ，スミレ，ナデシコ，カーネーション，ケイトウなど
	宿根草類	デージー，キク，オダマキ，シャクヤク，フクジュソウ，スズラン，ハナショウブ，ワスレナグサ，リンドウ，キキョウなど
	球根類	アマリリス，スイセン，ヒヤシンス，チューリップ，花ユリ，クロッカス，グラジオラス，カンナ，ダリアなど
	花木類	バラ，ユキヤナギ，アジサイ，ボタン，フジ，ツツジ，ラベンダーなど
	温室植物	プリムラ，シクラメン，アザレア，サイネリア，グロキシニア，クンシラン，ベゴニア，洋ラン，多肉植物，観葉植物など

表 10 （つづき）

区分と利用効果	分　類	種　　類
果樹園芸植物	高木性落葉果樹	リンゴ，ナシ，ウメ，スモモ，カキ，クルミ，イチジクなど
	高木性常緑果樹	ミカン，ビワ，オリーブなど
果樹園芸植物 ●採取行為を生む ●日陰を提供 ●食感を楽しむ	蔓性果樹	ブドウ，キーウイなど
	低木性果樹	グーズベリー，カーランツ，ラズベリー，クランベリー，クロミノウグイスカズラ(ハスカップ)など
	熱帯果樹	バナナ，パパイヤ，マンゴー，アボガド，パイナップルなど
ハーブ園芸植物 ●収穫が早い ●五感を刺激	一年草	アニス，オゼイユ，キャラウェイ，クミン，コリアンダー，シソ，スプセロリ，ソレル，シャービル，デイル，ナスタチウム，パセリ，バジル類，ヒマワリ，フェヌグリーク，ボリジ，ロケットなど
	多年草	オレガノ，カレープラント，ガーリック，クラリーセージ，サフラン，サラダバーネット，ジンジャー，サボリ，チコリ，チャイブ，ニオイゼラニウム，ネギ，ヒソップ，フェンネル，ベルガモット，ホースラディッシュ，マジョラム，ミント類，ルー，レモングラス，レモンバーム，ローズゼラニウム，ワイルドストロベリーなど
	小《しょう》灌《かん》木《ぼく》	サンショウ，ベイリーフ，マートル，レモンバーベナなど

ことが自然なのである。

数多くの園芸療法種目の中から、目的達成に最適なものを選ぶことになるので、メニューの作成は園芸療法を実施する場合に重要な地位を占めているといえよう。例えば、園芸療法に関する活動の一環として、リハビリ的要素を考え実施するならば、その結果が園芸療法の活動分析になるかもしれない。すなわち、園芸作業と対象者との関係を円滑に保ち、リハビリを効果的に行うために、どの園芸種目を選び、どの園芸作業を行うのがよいか、その結果について調査・検討を加えておく必要があろう。園芸療法士の作成したメニューによって実施し、対象者がよい効果を得ることができたならば、作成者の自信にも繋がるので、プロ意識の高揚に役立つこととなる。

園芸療法の実践と記録

園芸療法の種目・植物の選定を終え、園芸作業を実施する場合には、実施場所・実践内容・生育条件と環境・機材その他について、園芸療法の実践表を作成しておけば、必要な準備を整えるために役立つとともに、教育受講用の教材としても利用できる。ここでは、園芸療法セミナーの実施に関連する事項を紹介しているが、障害者への対応も同様であり、容易に理解できると思う。また、園芸療法の効果を確認するために、対象者の背景・経過を記録しておき、園芸療法経過記録表に作

表 11　園芸療法の実践表の例

場　所	実践内容	生育条件・環境	機(器)材・その他
育苗ハウス	種子繁殖	土壌／ピートモス，パーライト	育苗トレー
ガーデン	採　種	開花が終わった後	紙袋（日付・植物名を記入）
育苗ハウス 室　内	さし芽	土壌／ピートモス，パーライト	育苗トレー，器
ガーデン 室　内	球根植え	土壌／ピートモス，黒土，パーライト	器，レイズベッドなど
ガーデン 室　内	苗のポット上げ	土壌／腐葉土，パーライト，黒土	器，レイズベッド，作業テーブル
ガーデン	移　植	土壌／黒土，腐葉土，堆肥	畑，レイズベッドなど
室　内 ガーデン	寄せ植え	土壌／ピートモス，黒土，肥料	器，作業テーブル
ガーデン	ハンギングバスケット	土壌／ピートモス，肥料	ハンギング用具，作業テーブル
室　内	フラワーアレンジメント	机　上	オアシス，器
室　内	ドライフラワーアレンジメント	机　上	オアシス，器，リース
室　内	押し花	机　上	紙，ピンセット，押し花材料など
室　内	じか盛り	机　上	石，コケ，切り花，オアシス，クラフト材料など
室　内	箱　庭	机　上	四角形の箱，土，クラフト材料，植物など
室　内	ミニ盆栽	机　上	器，盆栽用植物，石，コケなど

表 12　園芸療法の経過記録表の例

年　月　日

氏　名		生年月日	M T S H　年 月 日（ 歳）
療法の環境	○屋外　○屋内	季節 ○春 ○夏 ○秋 ○冬	天気 ○晴れ○曇り○雨○雪
療法者の背景	○精神障害　○学習障害　○身体障害　○知的障害　○登校拒否　○高齢者の心身障害　○障害をもたない人　○その他（　）		
手帳の種類	○身体障害者手帳　○療育手帳　○精神福祉手帳		
療法者の現在状況	動　作	○普通 ○無為 ○緩慢 ○多動 ○常同 ○徘徊 ○その他（　）	
	談　話	○普通 ○早遅 ○多弁 ○明瞭 ○不明瞭 ○支離滅裂	
	感　情	○無 ○軽度 ○中程度 ○高度	
	情　緒	○安定 ○不安定 ○その他（　）	
	参加意欲	○積極的 ○受動的 ○拒否的 ○その他（　）	
目　的	○気分転換　○根気づけ　○活動を増す　○対人関係の訓練　○身体動作訓練　○心身のいやし　○リハビリー　○カルチャー　○教育とリラクレーション　○その他（　）		
指導者のアプローチ	1　指示的　2　非指示的		
園芸その他プログラム			
療法植物材料			
報　告	○単発　○週に一度　○月に一度　○その他（　）		
今日の指導員評価	基本的能力 応用的能力 社会的能力 その他		

園芸療法指導員名＿＿＿＿＿＿＿＿＿＿＿＿

表 13　園芸療法指導員の評価表の例

療　法　日　時		年　　月　　日　　時　　分　　　回目	
氏 名		生年月日	M　T　S　H　　年　　月　　日（　　歳）
1　基本的能力		・身体的運動機能	1　2　3　4　5
		・知覚的認知機能	1　2　3　4　5
		・心理精神機能	1　2　3　4　5
2　応用的能力		・二者における コミュニケーション能力	1　2　3　4　5
		・作業能力	1　2　3　4　5
3　社会的能力		・単純→複雑達成能力	1　2　3　4　5
		・対人関係能力	1　2　3　4　5
		・役割遂行能力	1　2　3　4　5
		・社会参加能力	1　2　3　4　5
園芸療法士報告			

表 14　園芸療法対象者のケース記録表の例

<table>
<tr><td colspan="3">作成日　　　　　年　　月　　日</td><td colspan="3">園芸療法士</td></tr>
<tr><td>ふりがな
氏　名</td><td colspan="2"></td><td colspan="2">M・T・S・H
年　　月　　日　　歳</td><td>男・女</td></tr>
<tr><td>住　所</td><td colspan="2">〒　　－</td><td>ＴＥＬ</td><td colspan="2"></td></tr>
<tr><td rowspan="2">連絡先</td><td colspan="2">氏名</td><td>続　柄</td><td colspan="2"></td></tr>
<tr><td colspan="2">住所</td><td>ＴＥＬ</td><td colspan="2"></td></tr>
<tr><td colspan="3">病名の主治医から</td><td colspan="3">現在の状況</td></tr>
<tr><td colspan="3"></td><td colspan="3"></td></tr>
<tr><td>園芸種目の指示</td><td colspan="5"></td></tr>
<tr><td>短期的
(1か月程)
指示</td><td colspan="5"></td></tr>
<tr><td>中期的
(3か月程)
指示</td><td colspan="5"></td></tr>
<tr><td>長期的
(6か月～1年程)
指示</td><td colspan="5"></td></tr>
</table>

成する必要がある。この記録が今後の園芸療法の指針となり、園芸療法の指示を与える医師にとっても重要な資料となろう（表11〜14）。

①園芸療法の記録・評価：園芸療法を実施した成果についての記録・評価であり、医師・ケースワーカーなどの情報とともに、園芸療法士の観察結果を加えて記録・評価することになる。すなわち、園芸療法経過記録表・園芸療法指導員の評価表・園芸療法対象者のケース記録表であり、対象者の状態を明確に把握し記録するとともに、園芸療法に関連する活動状況・対象者を評価するための適応技能（基本的能力・応用的能力・社会的能力の面から）への観察結果をまとめておく。園芸療法対象者のケース記録表は、園芸療法士が指示を与えるための処方箋（短期的・中期的・長期的な観点から）であり、園芸療法を実施するため必要なものといえよう。

②園芸療法の成果報告：園芸療法を定期的に複数回実施する場合には、障害をもつ対象者が当初より快方に向かっているか否か、園芸療法対象者のケース記録表をチェックして、確かめる必要があろう。その結果によって、園芸療法の効果の有無を調査し報告書にまとめる。もちろん、障害をもたない人々も園芸療法を受けることがあり、その場合の効果の判断は難しいと思われる。しかし、対象者へのヒアリングを行って成果を確かめるなど、報告書作成に多少の工夫が必要であろう。

年間計画への課題

園芸療法を行う場合，対象者毎に園芸療法メニューを作成し，これに基づいて実施することになるが，一年間を通じてのスケジュールが必要になる。しかし，温暖地はともかく積雪寒冷地での冬季における園芸療法の実施は難しく，特別な措置が必要ではあるが，年間計画によって植物との触れ合いが深まるので，園芸療法の効果が挙がるといえよう。すなわち，季節を感じながら植物を選択し，春夏秋冬の四季による人間の心理面での変化を受け止め，園芸療法の実践を経験して欲しいのである。

当然のことであるが，積雪寒冷地での年間を通じての園芸療法には，積雪寒冷地向け園芸療法温室が不可欠であり，園芸療法ガーデンへの温室設置が望まれよう。

温暖地においても，米国などでは四季を通じての園芸療法スケジュールを考慮して，屋外ではなく温室内で実施する例が増えている。

年間計画メニュー

年間計画メニューは，地域によって異なり，年間通じて屋外を利用できるか否かなどにより，対

表 15　北海道での年間計画メニューの例

	第 1 週	第 2 週	第 3 週	第 4 週
1 月	スイセンの球根植え	コケを使ったミニ盆栽	テラリュウム	押し花のしおり
2 月	ポプリの香袋づくり	芽物栽培，カイワレゴマ	芽物栽培，カイワレダイコン	水耕栽培，ハイドロカルチャーと観葉植物
3 月	育苗，花もの	育苗，花もの	育苗野菜	育苗野菜
4 月	球根植え	挿し木(さし芽)	ポット苗づくり	ポット苗づくり
5 月	定　植	寄せ植え，コンテナガーデン製作	定　植	花壇づくり
6 月	花壇づくり	コンテナガーデン製作	ハンキングバスケットづくり	バザー 社会参加 収　穫
7 月	秋植種蒔き	ハーブティーを飲む（ガーデンパーティー）	寄せ植え，プランター	バザー 社会参加 収　穫
8 月	ドライフラワーづくり	生物農薬づくり	生物農薬散布，除草	バザー 収　穫
9 月	ハンキングバスケット	ドライフラワーリースづくり	採　種	バザー 社会参加 収　穫
10 月	ドライフラワーリース製作	庭のコサージュ	炭のコンテナ，ガーデンづくり	押し花製作 採　種
11 月	庭を閉じる	ミニ盆栽	箱庭製作	小鳥のえさづくり
12 月	クリスマスリースづくり	フラワーアレンジメント	クリスマスの寄せ植え	お正月じかもり，スゲの正月しめ飾り

応を変えなければならない。また、植物環境の違いを考慮して、それぞれの地域に応じた計画メニューが必要となろう。積雪寒冷地での冬季の温室利用を考えると、コスト面での負担が大きいが、米国シカゴのハンソンセンターでのバルコニー活用例もあり、園芸療法士の創意工夫が望まれる（表15）。このバルコニーは建物に隣接した設置であり、簡易の温室設備として冬季の園芸療法が可能なのである。いずれにしても、年間を通じての園芸療法を行えるよう、計画メニュー作成に園芸療法士の力量を発揮していただきたい。

植物選択への問題点

屋内外を問わず、園芸療法に採用する植物は、園芸療法の効果が期待される条件を満たし、容易に入手できることが望ましい。通常、屋外での園芸作業が多いので、サイズの面での制約は少なく、多種多様な植物が採用されている。すなわち、基本的にはつぎの条件に合致していれば可であり、屋内の園芸作業でも同じと考えてよい。

①園芸の初心者でも失敗が少なく容易に取り扱えるもの。
②極端に大きく成長せず扱いやすいもの。
③野菜・ハーブ・低木果樹のように収穫できるもの。特に、ハーブは成長が早く適切である。
④植物の姿・形・色などが美しく視覚を楽しませるもの。

⑤芳香をもつ植物であること。
⑥避ける植物としては、毒性のあるもの・作業上危険と思われるもの・刺のあるものなどである。

このように、園芸療法に適する植物を選定すればよいが、四季を通じて順次適切なものを検討しておく必要があろう。

園芸作業への対応

屋外での園芸作業には空間の制約がないので、運動機能の回復を目的とした活動を園芸療法メニューに加えることも可能であろう。しかし、屋内での園芸作業の場合には、どちらかといえば精神的な回復を主目的にしており、身体的には軽い園芸作業となろう（写真55～57）。

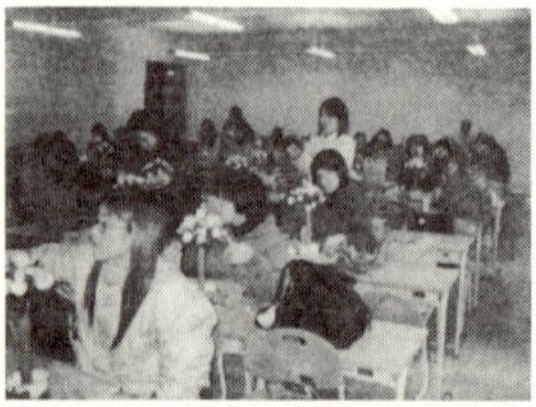

写真 55　ブライダルブーケの製作風景

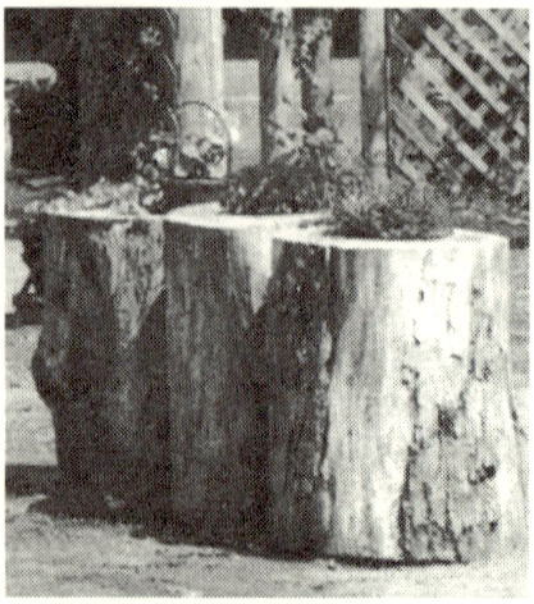

写真 56　巨木利用レイズベッドの例

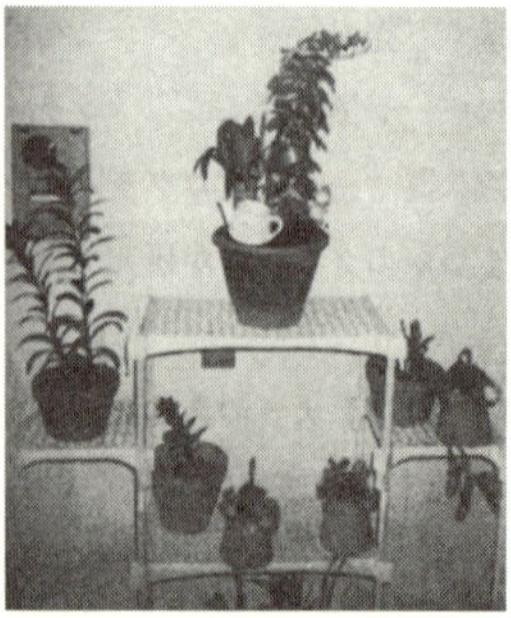

写真 57　鉢植え展示の例

植物の育成過程で行う園芸作業としては、育苗・移植・ラベル付け・灌水・病虫除去・剪定などである。この基本的な園芸作業のほかに、寄せ植え・ハンキングバスケット・フラワーアレンジメントなども考えられ、広範囲の園芸作業が行われる。園芸療法の年間メニューについては、無限のバリエーションが考えられ、施設の規模・対象者の状況・スタッフの能力などによって、多様な対応ができることを知って欲しい。もちろん、園芸療法士の関与が必要ではあるが、このような周囲状況に対応した園芸療法メニューの作成が期待される。

したがって、屋内外の園芸作業を適宜組み合わせて、園芸療法の目的に応じたメニューを検討することが望まれるので、園芸療法士の能力が問われることとなる。

7　園芸療法士の心構え

園芸療法士への期待

園芸療法士となって対象となる人々と接するためには、その資格にふさわしい人間観・価値観をもって欲しい。すなわち、健常者・障害者の別なく対象者に接するに際して、正直・忠実であるとともに、目的実現に向かう誠実な心構えが必要で、人々から信頼されることも大切であろう。

園芸療法を行う立場から、自然環境についてよく理解することが重要であり、当然のことであるが、園芸・福祉・心理などの分野についての知識・技能の習得に努めなければならない。園芸療法士の資格を取得した後には、人間の生命を守り心身の回復を図るため、園芸療法の体験を与える環境設定者として、対象者を導く義務があるといえよう。われわれを取り巻く社会のめまぐるしい変化により、人間疎外の状況へと移行しつつあることを知るならば、専門職としての園芸療法士の存在意義に気づいて欲しいのである。

今後、園芸療法士が多くの人々から認知され、医師の方々の支援を受けることによって、自然の恵みの啓発に努め、植物による癒しの実践を広めたいと考えている。すなわち、園芸療法の専門職としての職責だけでなく、われわれの住む地球の環境保全・社会福祉への貢献についても、行動範囲を拡大していただきたい。

対象者とのかかわり

園芸療法士と園芸療法の対象者とのかかわりは、つぎの配慮を念頭においての対応が大切で、健常者・障害者の双方に共通する事項といえよう。

①園芸療法士の職務遂行に際しては、対象者の扱いを最優先にして、自己の私的な利益を優先してはならない。

②園芸療法の専門に関連する知識・技能を非人間的な目的に利用されないよう、十分自戒し注意を払っておきたい。

③園芸療法士は、個人・家族・集団・社会毎に異なる文化の多様性を尊重し、これら差異のある対

象者に対し熱意をもって接し、園芸療法の効果が挙がるよう援助しなければならない。
④対象者やその関係者から事情を聴取する場合、園芸療法の業務遂行に必要な範囲にとどめ、園芸療法士としてはプライバシー保護を考慮し、これらの情報を第三者に提供してはならない。ま

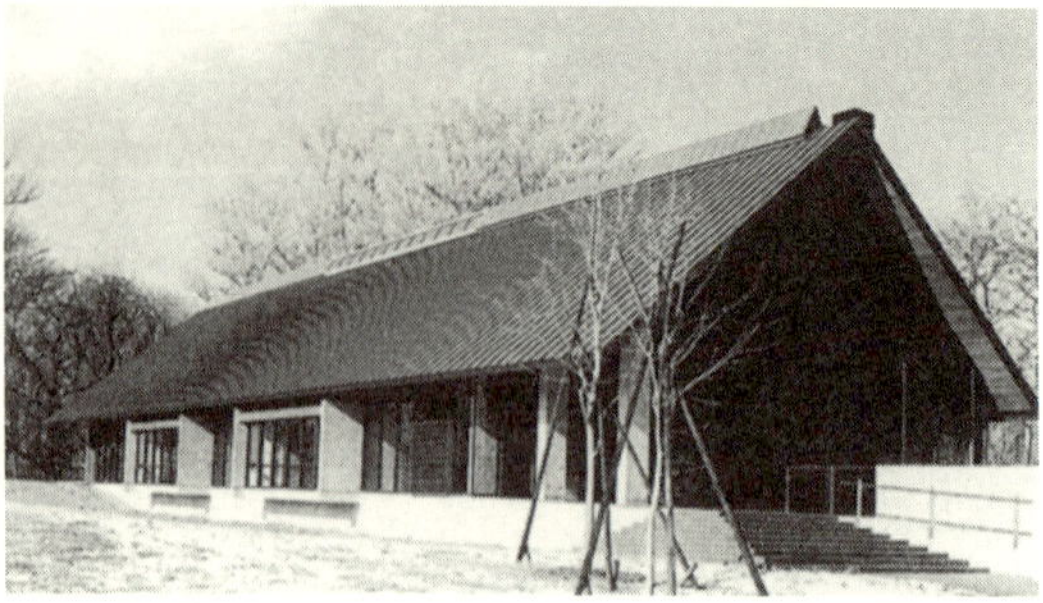

写真 58　北海道大学遠友学舎（NPO 法人日本園芸療法士協会の資格取得講座の開設式場となる）

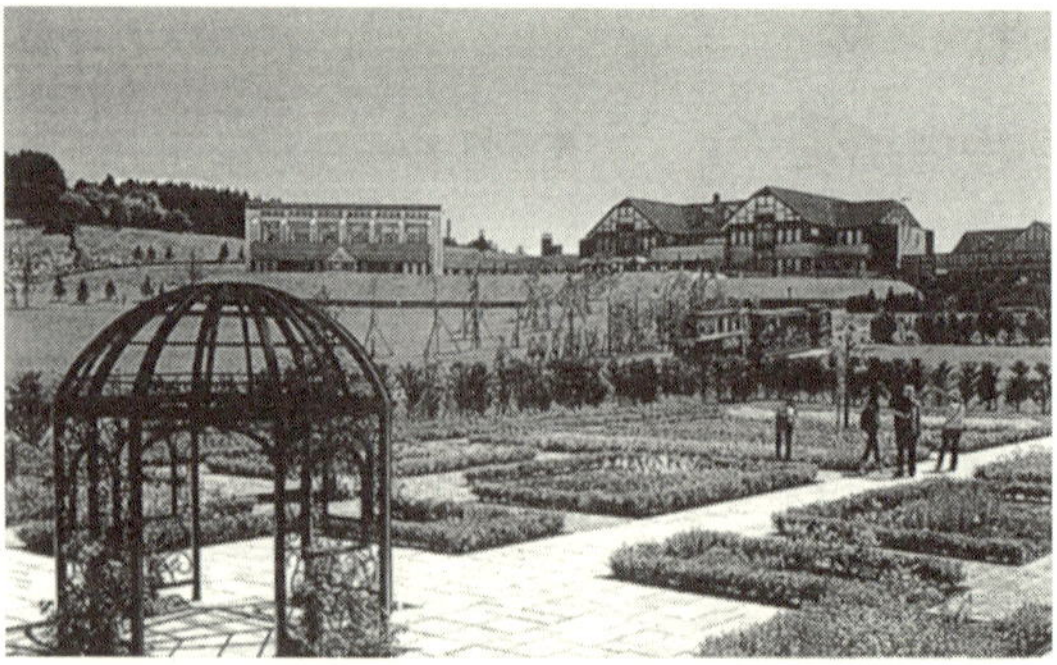

写真 59　北海道の由仁町ゆにガーデン（植物による癒しの場を提供）

た、公共の利益のため必要とされる場合であっても、対象者本人が識別されないよう考慮するとともに、本人または関係者の承諾を得ることが必要である。

⑤園芸療法士は、職域の同僚が対象者の利益を侵害した場合、専門職業の価値を損なう行動が判明した場合などには、その同僚本人に指摘するとともに、必要な措置を講ずるよう努めなければならない。

このように、園芸療法士は対象となる人々の立場をよく理解して行動するとともに、園芸療法士相互の交流・切磋琢磨を視点に入れて、園芸療法の効果が挙がるよう努力して欲しい。また、同時に園芸療法が社会に広く普及するよう、ＰＲに努めていただくことも重要な責務といえよう。

したがって、園芸療法士の資格を得て園芸療法に従事するようになっても、養成講座の受講時の心構えを忘れることなく、例えば北海道大学の前身である札幌農学校の人々が支援してきた遠友学舎設立の精神を汲んで、国際的なレベル維持に努力していただきたい。また、最近では各所に公的な癒しの場が設置されているので、園芸療法士の方々が園芸療法の実施などに活用して、健常者・障害者の区別なく参加できるよう、働きかけて欲しいのである（写真58、59）。

8　園芸療法の実施

社会との関連

園芸療法は、単に対象者との関連のみならず周辺にも大きな影響を及ぼすことを知っておく必要がある。すなわち、園芸療法のための環境づくり・機材の準備が必要であり、園芸療法士の活動の場も医療機関・福祉施設など多岐にわたるので、多くの専門分野の支援が望まれるからである。また、当然のことであるが理学療法の一種として健康保険が適用される場合には、医師の指示により実施される療法であることから、園芸療法の対象者への対応・効果の状況について、緊密に相互の連絡がとれる体制にしておく必要があろう。

園芸療法と社会との繋がり

われわれを取り巻く自然環境を通して、植物の存在価値の大切さを知り、歴史的な観点から人類の進化への役割を理解するならば、身近な存在である植物の利用が重要であることに気づいて欲しい。高齢化が進む現代社会を考えると、次の社会を担う若い世代の心身の癒しを期待して、園芸療法の導入を検討し生活の中に取り入れることにより、今後の社会の発展を支援していただきたい。そのためにも、公共施設・職場関連で園芸療法が参入できる状況の設定が望まれるので、園芸療法と社会との繋がりを大切にしたいのである。

園芸療法実施の場

園芸療法を実施する場としては、多岐にわたる施設が考えられるものの、通常はつぎの施設を対象としている。

①知的障害者施設
②養護老人施設
③老人保健施設
④デイケアセンター

⑤中毒者更正施設
⑥養護学校
⑦各種医療機関
そのほかにも、つぎの施設が考えられている。
⑧幼稚園
⑨小・中・高等学校
⑩専門学校・大学・大学院
⑪コミュニティガーデンを備えた公園
⑫ユニバーサルデザインの公園
このように、障害者に限定することなく、健常者・高齢者・児童にも対象を広げ園芸療法を行うことが望まれ、そのための施設・環境の整備が必要なのである。

医療における位置づけ

園芸療法を実施する場合、障害者を対象とし医師の指示により行えば、健康保険の請求ができるのである。すなわち、医師が必要と認めた場合には、園芸療法士はリハビリ効果を考慮した生活の回復指導のため、園芸療法に従事し理学療法Ⅳの適用を受けることとなる。すなわち、理学療法は施設基準に適合している保険医療機関またはそれ以外の保険医療機関において実施でき、基本動作能力の回復を図るために、種々の運動療法・物理療法を組み合わせて、個々の症例に応じて行うことができる。その場合、実施される方法・種類・回数にかかわらず、一日に一回のみ保険点数を算定することとなる（写真60、61、表16）。

医療機関で園芸療法を実施する場合には、その施設内の園芸療法ガーデンを利用すれば可であるが、賃貸の園芸療法ガーデンでも差し支えないのである。ただし、賃貸の園芸療法ガーデンを利用する場合には、園芸療法ガーデンの所有者と医療機関が賃貸契約を結ぶ必要がある。いずれにして

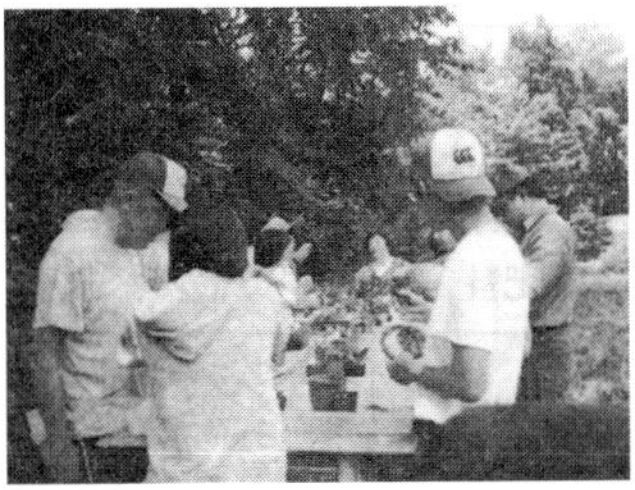

写真 60　身体障害者を対象とする園芸療法の例

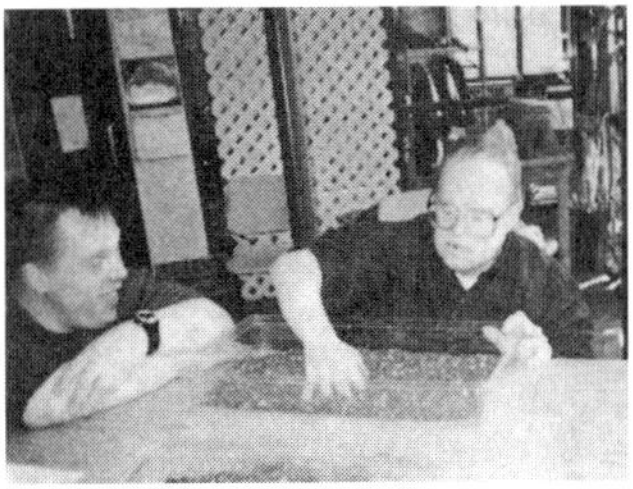

写真 61　知的障害者を対象とする園芸療法の例

表 16　理学療法について（保険請求・理学療法第 4 より抜粋）

理学療法（1 日につき）		（Ⅰ）		（Ⅱ）		（Ⅲ）		（Ⅳ）	
		複雑	簡単	複雑	簡単	複雑	簡単	複雑	簡単
入院又は初診日から	6 ヵ月以内	660 点	185 点	530 点	170 点	240 点	75 点	115 点	65 点
	6 ヵ月超	570 点	170 点	480 点	155 点	急性発症した脳血管疾患等の患者に対して理学療法（Ⅰ）（Ⅱ）を行った場合，発症の日から 3 ヵ月以内は 1 日につき 60 点加算			
早期理学療法	発病から 30 日以内	710 点		590 点					

施設基準表	理学療法Ⅰ（総合リハビリテーション施設）	理学療法（Ⅰ）	作業療法（Ⅱ）	理学療法（Ⅲ）	（園芸療法士適応部分）理学療法（Ⅳ）
医師	専任常勤　2 名以上	専任常勤 1 名以上		1 名以上	指導監督下　監視下
理学療法士（PT）	専従 PT　5 名以上	専従 PT 1 名以上	—	● 週 2 回以上の PT 1 名以上 ● 専任理療経験従事者 1 名以上	監視下
作業療法士（OT）	専従 OT　3 名以上	—	専従 OT 1 名以上	—	—
複雑なもの 40 分以上 1 日患者数 /1 人当り	12 人限度	12 人限度		12 人限度	12 人限度
簡単なもの 15 分以上 1 日患者数 /1 人当り	36 人限度	36 人限度		36 人限度	36 人限度
理学療法占有面積 作業療法占有面積	300 ㎡以上 100 ㎡以上	100 ㎡以上 —	— 75 ㎡以上	45 ㎡以上 —	— —
入院基本料等	要	不要		不要	不要
専用の器機，器具具備	要	要		要	不要

も、園芸療法士は医療機関と園芸療法の委託契約を結ぶこととなり、この園芸療法ガーデンは医療機関の専属ガーデンとなる。このように、園芸療法士の位置づけは重要であり、二十一世紀における新分野の職業として、社会性の高い地位を占めることができよう。さらに園芸療法それ自体も二十一世紀の新たな産業として認知されるようになり、高い経済活動が期待される分野となることが予測されている。

環境整備と教育分野

園芸療法に必要な事項は、環境整備とともに園芸療法士の養成であろう。したがって、園芸療法ガーデンの整備・基準への検討が必要であり、将来を考慮しての専門家としての園芸療法士に関する資格調査も重要事項であるといえよう。

園芸療法ガーデンの整備

わが国では、園芸療法ガーデンとしての規定は設けられていないが、六名の対象者を考えると二メートル×一・二メートル×高さ〇・六五メートルのレイズベッドが最初限必要であり、前後のゆとりを考慮すると五メートル×四メートル＝二〇平方メートルの広さが基準となろう（図9）。したがって、園芸療法の対象者六名×六組＝三六名程度の施設としては、二〇平方メートル×六組＝一二〇平方メートルに機材搬入・保管を考慮して、一六五平方メートル程度の園芸療法ガーデンを整備しておきたい。また、園芸療法士の養成を行う場として、全国私立大学・短期大学実務教育協会が定めている基準は、圃場《ほじょう》の中の園芸療法ガーデンとして、一六五平方メートル以上を規定している。

一般の市民生活を支える園芸療法ガーデンとしても、同様な基準での整備が望まれ機材の導入も期待される。しかし、園芸機材の開発は重要課題であり、高齢化社会を考えると土を掘り起こす作業ひとつとっても工夫が必要で、補助器具の導入を含めて福祉産業・関連産業の参入が望まれ、ユニークな発想の転換が重要かもしれない。また、対象となる植物の選定も重要課題であり、園芸ブーム・ガーデニングへの装飾重視と異なる園芸療法効果を考えた植物選定が望まれるので、園芸療法に適した植物が市場に出回ることを期待したい。

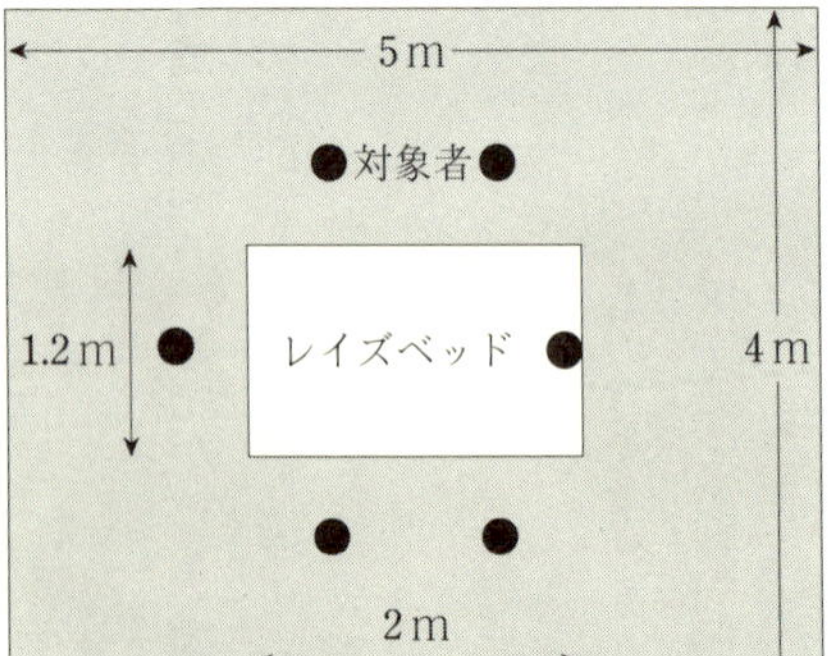

図 9　園芸療法対象者 6 名の基準スペース例（20 m²）

公共機関による園芸療法の環境づくり

わが国での都心の環境をみるならば、土で覆われた道路は皆無に近く、道路わきから顔をのぞかす草花もない状況である。これでは、幼年者への感性の育ちなど期待できるはずはなく、教育の荒廃を助長する一因ともなるので、教育を考慮した人間の本能を育成する環境の整備が必要かもしれない。すなわち、植物の存在する環境の整備が必要であり、例えば教育現場に園芸療法ガーデンを

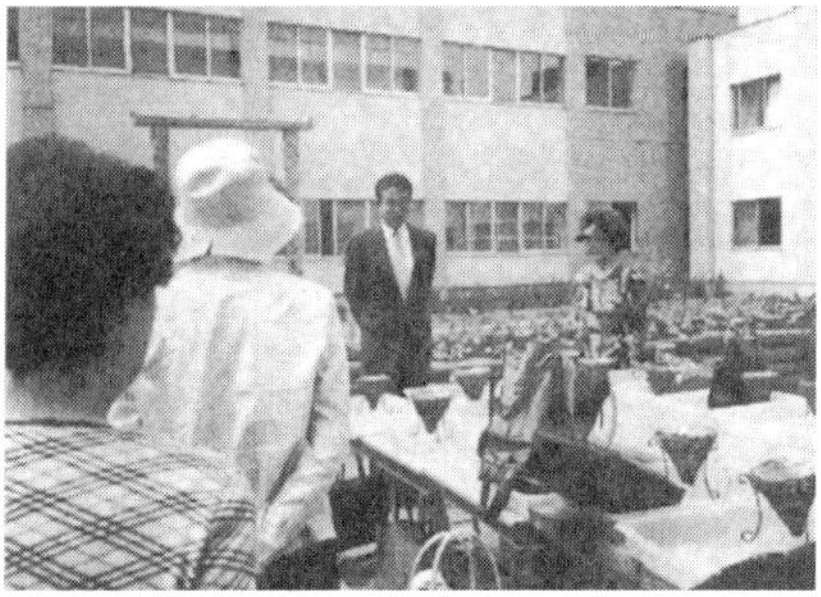

写真 62　園芸療法セミナーの開講風景

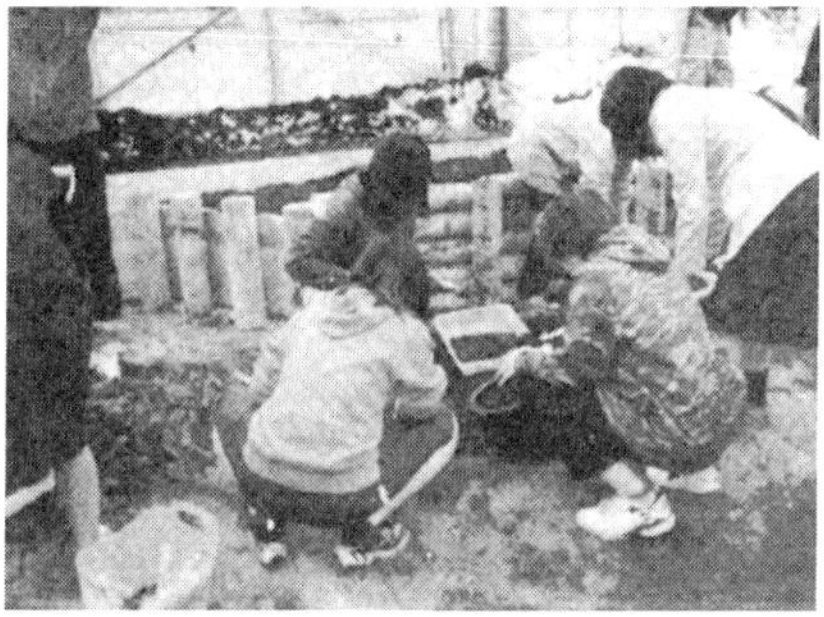

写真 63　園芸療法セミナーでの土壌づくり

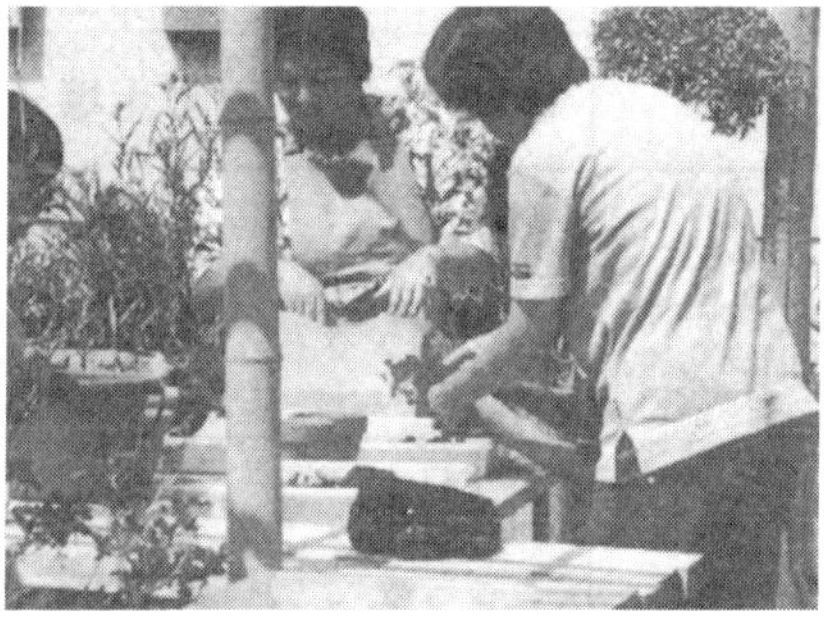

写真 64　園芸療法セミナーでの花苗準備

設置することが望まれ、植物を育てることを教える場が欲しいのである（写真62～66）。幼稚園から大学まで、教育の指針に体験学習としての園芸療法が採用されるならば、現状の教育の荒廃を防ぎ正常化への途を開くことができよう。

医療機関・福祉施設・高齢者施設におけるスタッフの業務は多岐にわたるので、園芸療法のための圃場が用意されていても、目的意識をもって利用しているとは限らず、耕し栽培することに終始していることが多い。

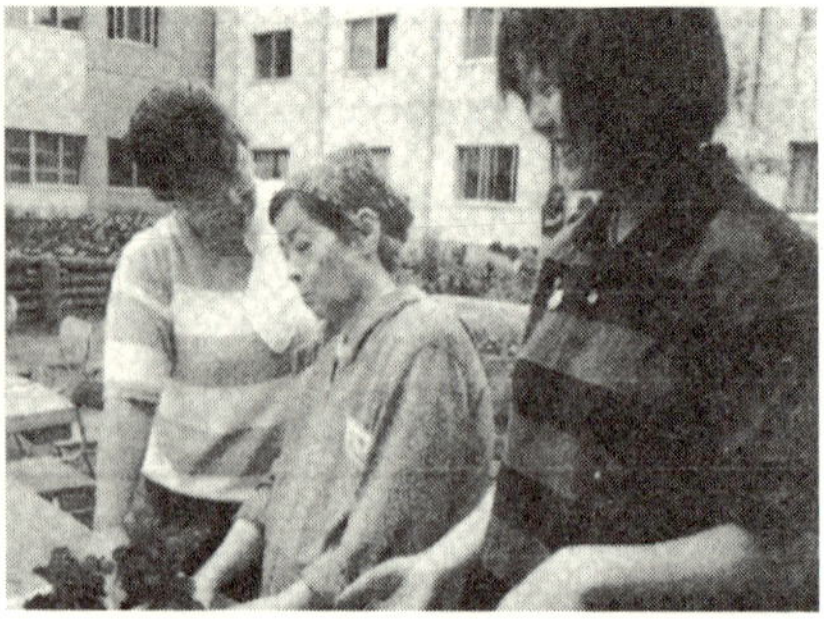

写真 65　園芸療法セミナーでの鉢植え

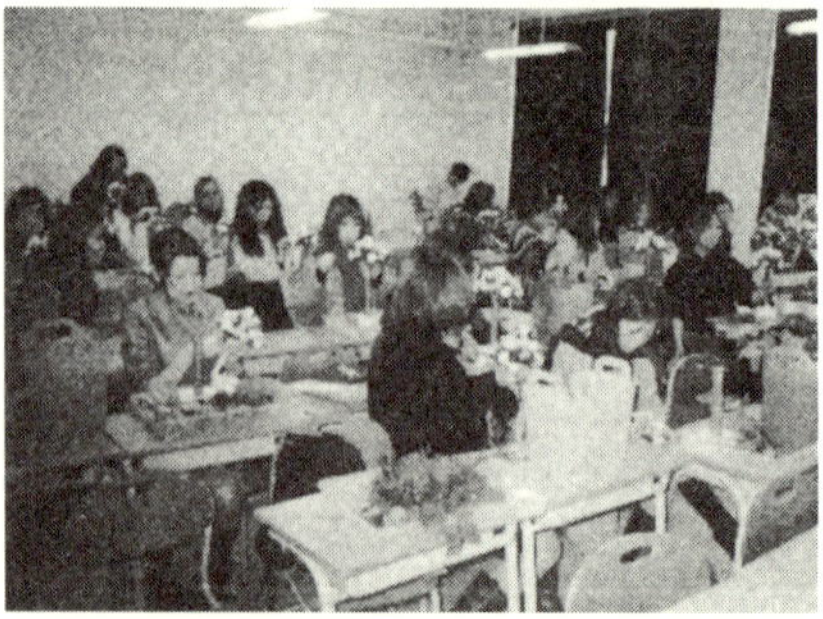

写真 66　園芸療法セミナーでのフラワーアレンジメント

しかし、園芸療法士の支援があれば、植物を育てることに進展し園芸療法の効果も期待できるのである。また、近隣との関連を深めることに努力するならば、社会参加ともなり地域コミュニティ活動として評価されよう。公共機関による園芸療法の環境づくりと並行して、関連施設の設置が期待されており、自然環境に触れ合う機会が増えればと考えている。

園芸療法士の養成

現在、NPO法人日本園芸療法士協会では園芸療法士資格について欧米と同格の条件で調査しているが、一・五時間×六〇〇コマ＝九〇〇時間（六二単位）の講義・演習・実技を課すことにより、専門知識と技能の充実を条件に園芸療法士資格を認定することが適当であると判断している。この場合のカリキュラムを示すと表17のとおりである。

このような園芸療法士の資格は、欧米などでも認定されているが、例えば米国ではポイント制が実施されている。すなわち、大学・教育施設・植物園での講義・演習・実技を受け、取得したポイントを蓄積して、所定のポイントに達すれば園芸療法士の資格が授与されるのである。また、すでに卒業・修了した専門分野が園芸療法に関連していれば、その資格もポイントに加算される。わが国でも、習得済みの専門分野の単位があれば、上記の単位と互換することが認められており、園芸療法士の資格取得への便宜を計らっている。

表 17　園芸療法士資格認定講座のカリキュラム例

科　　目	単　位	単位時間×コマ数	授業時間
園芸療法概論	4	1.5 × 30	45
園芸概論	4	1.5 × 30	45
園芸療法実技実習	＊3	1.5 × 45	67.5
園芸療法計画論	4	1.5 × 30	45
園芸療法クラフト実技演習	＊1	1.5 × 15	22.5
園芸種目実技実習	＊3	1.5 × 45	67.5
園芸環境基礎演習	＊2	1.5 × 30	45
植物栽培学実習	＊3	1.5 × 45	67.5
ハーブ学概論 / 各論	4	1.5 × 30	45
庭園デザイン演習	＊2	1.5 × 30	45
フラワー装飾演習	＊2	1.5 × 30	45
園芸療法機材製作実技演習	＊2	1.5 × 30	45
ガーデニング経営論	2	1.5 × 15	22.5
医学概論	4	1.5 × 30	45
リハビリテーション概論	4	1.5 × 30	45
社会福祉論	4	1.5 × 30	45
精神医療概論	4	1.5 × 30	45
代替医療概論 / 各論	4	1.5 × 30	45
臨床心理学概論	4	1.5 × 30	45
コミュニケーション論	2	1.5 × 15	22.5
合　　計	62 単位	600 コマ	900 時間

＊印科目は演習・実習のため，講義よりコマ数が多くなる。

参考文献

瀬山和子：「園芸療法概論」、花和アート出版、（二〇〇二）
ダイアン・レルフ：「しあわせをよぶ園芸社会学」、マルモ出版、（一九九八）
松尾英輔：「園芸療法を探る」、グリーン情報、（二〇〇〇）
グロッセ世津子：「園芸療法」、日本地域社会研究所、（一九九八）
池田清彦：「新しい生物学の教科書」、新潮社、（二〇〇一）
G・ラディンスキー：「栽培植物の進化」、農山漁村文化協会、（二〇〇〇）
星川清親：「みんなの農業教室」、家の光協会、（一九八四）
吉長元孝：「園芸療法のすすめ」、創森社、（一九九八）
中島健一：「高齢者のこころのケア」、小林出版、（一九九九）
斎藤隆：「園芸論」、文永堂出版、（一九九二）
大久保哲夫：「障害児教育実践ハンドブック」、労働旬報社、（一九九一）
コンノ・ケンイチ：「量子力学」、徳間書店、（二〇〇〇）
日本インドアグリーン協会：「園芸装飾必携」、日本インドアグリーン協会、（一九八一）
スチュアート・ヘンリー：「世界の農耕起源」、雄山閣出版、（一九八六）
武川満夫：「園芸療法の教科書」、セントラルメルコ、（二〇〇〇）
津野幸人：「農業基礎」、農村漁村文化協会、（一九八八）

斎藤隆：「蔬菜園芸学」、農村漁村文化協会、（一九八三）
佐藤勝彦：「量子論」、ナツメ出版企画、（二〇〇一）
黒田末寿：「人類の起源」、紀伊国屋書店、（一九七八）
大場秀章：「植物の雑学事典」、日本実業出版、（二〇〇一）
細井千恵子：「寒地の自給菜園12ヶ月」、農村漁村文化協会、（二〇〇〇）
みんなのねがい編集部：「子供の障害と医療」、全国障害者問題研究会出版部、（一九九八）
K. STATE : Human Dimensions, Kansas State University, (2000)
C. A. LEWIS : Green Nature and Human Nature, Edmons University, (2000)
河合信和：「ネアンデルタールと現代人」、文芸春秋、（二〇〇〇）
谷口博、真舟直樹、瀬山和子：〝園芸療法の現状と今後の課題〟、北海学園大学学園論集、113、（二〇〇二）
谷口博、瀬山和子、森野忠志：〝積雪寒冷地向け園芸療法温室の試作に関する研究〟、北海学園大学学園論集、114、（二〇〇二）
瀬山幸彦：〝園芸療法概論問題集〟、北海道HT園芸療法研究会、（二〇〇一）
厚生省：「平成十年度厚生白書」、（株）ぎょうせい、（一九九八）
厚生労働者：「平成十五年度厚生労働白書」、（株）ぎょうせい、（二〇〇三）

あとがき

園芸療法への取組み・普及の過程を経て、自然環境が人間に与える影響の大きさを知り、人間も自然の一部としての存在であることに気づくであろう。すなわち、植物と向き合うことにより、心が通い語らいが生ずるならば、自然への感謝の気持ちが芽生え、日常のストレスも減少するに違いない。園芸療法に興味をもち理解しようとする人々はもとより、園芸療法を通して心身の癒しを求める人々のために、本書が役に立てば幸いと思う。現在、地球環境保全が重要テーマとなっていることを認めるならば、植物との共生を目指す園芸療法の立場を知っていただき、共に歩んで行きたいと願っている。

内閣府認証ＮＰＯ法人日本園芸療法士協会が発足し、園芸療法に関する事業も行えるようになったが、欧米の園芸療法と同等のレベルを維持しておかなければ、今後の国際化時代についていけないので、園芸療法の基礎とともに必要な事項についても記載することを検討したのである。もちろん、種々詳しく知る必要があるものの、まず心を癒す園芸療法への取組みを理解していただければと考えている。

心を癒す園芸療法

2004年8月8日　初版第1刷発行
2006年4月20日　初版第2刷発行

検印省略

編　者　内閣府認証 NPO法人日本園芸療法士協会
発行者　株式会社　コロナ社
代表者　牛来辰巳
印刷所　萩原印刷株式会社

112-0011　東京都文京区千石4-46-10
発行所　株式会社　コロナ社
CORONA PUBLISHING CO., LTD.
Tokyo Japan
振替　00140-8-14844・電話（03）3941-3131（代）
ホームページ　http://www.coronasha.co.jp

ISBN 4-339-07700-3　（高橋）　（製本：愛千製本所）
Printed in Japan

新コロナシリーズ
発刊のことば

西欧の歴史の中では、科学の伝統と技術のそれとははっきり分かれていました。それが現在では科学技術とよんで少しの不自然さもなく受け入れられています。つまり科学と技術が互いにうまく連携しあって今日の社会・経済的繁栄を築いているといえましょう。テレビや新聞でも科学や新しい技術の紹介をとり上げる機会が増え、人々の関心も大いに高まっています。

反面、私たちの豊かな生活を目的とした技術の進歩が、そのあまりの速さと激しさゆえに、時としていささかの社会的ひずみを生んでいることも事実です。

これらの問題を解決し、真に豊かな生活を送るための素地は、複合技術の時代に対応した国民全般の幅広い自然科学的知識のレベル向上にあります。

以上の点をふまえ、本シリーズは、自然科学に興味をもたれる高校生なども含めた一般の人々を対象に自然科学および科学技術の分野で関心の高い問題をとりあげ、それをわかりやすく解説する目的で企画致しました。また、本シリーズは、これによって興味を起こさせると同時に、専門分野へのアプローチにもなるものです。

●投稿のお願い

「発刊のことば」の趣旨をご理解いただいた上で、皆様からの投稿を歓迎します。

パソコンが家庭にまで入り込む時代を考えれば、研究者や技術者、学生はむろんのこと、産業界の人も家庭の主婦も科学・技術に無関心ではいられません。

このシリーズ発刊の意義もそこにあり、したがって、テーマは広く自然科学に関するものとし、高校生レベルで十分理解できる内容とします。また、映像化時代に合わせて、イラストや写真を豊富に挿入し、できるだけ広い視野からテーマを掘り起こし、科学はむずかしい、という観念を読者から取り除き興味を引き出せればと思います。

●体　裁

判型・頁数：B六判　一五〇頁程度

字詰：縦書き　一頁　四四字×十六行

なお、詳細について、また投稿を希望される場合は前もって左記にご連絡下さるようお願い致します。

●お問い合せ

コロナ社　「新コロナシリーズ」担当

電話（〇三）三九四一－三一三一

新コロナシリーズ

（各巻B6判）

			頁	定価
1.	ハイパフォーマンスガラス	山根正之著	176	1223円
2.	ギャンブルの数学	木下栄蔵著	174	1223円
3.	音戯話	山下充康著	122	1050円
4.	ケーブルの中の雷	速水敏幸著	180	1223円
5.	自然の中の電気と磁気	高木相著	172	1223円
6.	おもしろセンサ	國岡昭夫著	116	1050円
7.	コロナ現象	室岡義廣著	180	1223円
8.	コンピュータ犯罪のからくり	菅野文友著	144	1223円
9.	雷の科学	饗庭貢著	168	1260円
10.	切手で見るテレコミュニケーション史	山田康二著	166	1223円
11.	エントロピーの科学	細野敏夫著	188	1260円
12.	計測の進歩とハイテク	高田誠二著	162	1223円
13.	電波で巡る国ぐに	久保田博南著	134	1050円
14.	膜とは何か —いろいろな膜のはたらき—	大矢晴彦著	140	1050円
15.	安全の目盛	平野敏右編	140	1223円
16.	やわらかな機械	木下源一郎著	186	1223円
17.	切手で見る輸血と献血	河瀬正晴著	170	1223円
18.	もの作り不思議百科 —注射針からアルミ箔まで—	J S T P編	176	1260円
19.	温度とは何か —測定の基準と問題点—	櫻井弘久著	128	1050円
20.	世界を聴こう —短波放送の楽しみ方—	赤林隆仁著	128	1050円
21.	宇宙からの交響楽 —超高層プラズマ波動—	早川正士著	174	1223円
22.	やさしく語る放射線	菅野・関共著	140	1223円
23.	おもしろ力学 —ビー玉遊びから地球脱出まで—	橋本英文著	164	1260円
24.	絵に秘める暗号の科学	松井甲子雄著	138	1223円
25.	脳波と夢	石山陽事著	148	1223円
26.	情報化社会と映像	樋渡涓二著	152	1223円
27.	ヒューマンインタフェースと画像処理	鳥脇純一郎著	180	1223円
28.	叩いて超音波で見る —非線形効果を利用した計測—	佐藤拓宋著	110	1050円
29.	香りをたずねて	廣瀬清一著	158	1260円
30.	新しい植物をつくる —植物バイオテクノロジーの世界—	山川祥秀著	152	1223円